Enfermería

de Urgencias

la guía completa

ALEXANDRE CAREWELL

Índice

« Urgencias no es sólo un departamento, es el lugar donde la valentía médica se encuentra con la humanidad en estado puro, transformando el caos en esperanza. »

Capítulo 1

INTRODUCCIÓN A LAS EMERGENCIAS

Historia del servicio de urgencias

Demos un paso atrás en el tiempo, a una época en la que aún no se había establecido el concepto de medicina de urgencias. La historia de los servicios de urgencias, al igual que la de la medicina, es rica, compleja y está tachonada de avances que han conformado nuestra comprensión actual de una asistencia médica rápida y eficaz.

Al principio, no existían los servicios de urgencias tal y como los conocemos hoy en día. Antes de la llegada de la medicina moderna, la mayor parte de la atención médica se prestaba en el hogar. Los médicos viajaban de casa en casa, tratando a sus pacientes a pie de cama, a menudo en ausencia de equipos especializados o conocimientos avanzados. Si una situación requería una intervención inmediata, se gestionaba sobre el terreno, a menudo con recursos limitados.

Sin embargo, con la revolución industrial y la creciente urbanización de los siglos XIX y XX, los hospitales empezaron a desempeñar un papel central en la prestación de cuidados. Las lesiones relacionadas con las máquinas, los accidentes y las dolencias repentinas requerían un lugar específico donde los pacientes pudieran ser tratados con rapidez. Así nacieron los primeros servicios de urgencias. Al principio, estos servicios eran rudimentarios, pero desempeñaron una función vital, convirtiéndose en la primera línea de la medicina hospitalaria.

Los avances en las técnicas médicas y la investigación también han influido en el crecimiento y la sofisticación del servicio de urgencias. Los avances en anestesia, cirugía y radiología han permitido intervenciones rápidas que antes eran impensables. Del mismo modo, la llegada de las ambulancias y los servicios prehospitalarios ha revolucionado la atención a los pacientes, permitiendo una atención inmediata y un transporte seguro a los centros médicos.

A lo largo de las décadas, el servicio de urgencias se ha ido profesionalizando cada vez más. La enfermera se ha convertido en una figura central, que combina competencia técnica, compasión y rapidez de actuación. La formación especializada tanto de médicos como de enfermeras se ha convertido en la norma, y se han desarrollado protocolos para hacer frente con eficacia a multitud de situaciones.

Hoy en día, los servicios de urgencias de todo el mundo son bastiones de la medicina de urgencias, donde cada segundo cuenta. Cada año se salvan millones de vidas gracias a la intervención rápida, experta y coordinada de los equipos médicos. Echando la vista atrás, podemos apreciar lo lejos que hemos llegado y reconocer a los innumerables héroes anónimos que han contribuido a la evolución de este servicio vital.

La historia del Servicio de Urgencias no es sólo la historia de una especialidad médica, sino la historia de nuestra humanidad ante la fragilidad de la vida. Nos recuerda nuestro compromiso permanente de preservar la vida, luchar contra la enfermedad y ofrecer esperanza y curación a quienes más lo necesitan.

El papel y la importancia de los servicios de urgencias en el sistema sanitario

Las urgencias médicas siempre han existido, pero es gracias a los avances médicos y tecnológicos que el servicio de urgencias se ha convertido en un pivote central del sistema sanitario. Ocupando una posición única, es la puerta de entrada para muchos pacientes en apuros, convirtiéndose en la primera línea de defensa contra la enfermedad, las lesiones o el deterioro de la salud.

Desde el momento en que un paciente atraviesa la puerta de urgencias, se pone en marcha una máquina bien engrasada. El servicio tiene que responder rápidamente a una amplia gama de patologías, desde lesiones leves hasta situaciones de vida o muerte. En este entorno vertiginoso, el servicio de urgencias desempeña una serie de funciones esenciales:

- **Triaje y evaluación inicial:** Suele ser el primer punto de contacto con el paciente. Los profesionales sanitarios evalúan la gravedad de la situación y determinan la prioridad del tratamiento.
- **Estabilizar a los pacientes:** En situaciones críticas, el primer objetivo es estabilizar al paciente, ya sea por dificultad respiratoria, hemorragia u otra emergencia potencialmente mortal.
- **Diagnóstico y derivación:** Gracias a los equipos y conocimientos especializados, los equipos de urgencias pueden realizar diagnósticos rápidos, lo que permite derivar a los pacientes adecuadamente, ya sea para hospitalización, cirugía u otros servicios especializados.
- **Papel de guardián del sistema sanitario:** En muchas regiones, sobre todo en las que carecen de acceso a una atención primaria regular, el servicio de urgencias se convierte por defecto en el principal proveedor de atención para una población diversa. No sólo responde a las urgencias médicas, sino también a las necesidades no urgentes para las que los pacientes a menudo no saben a quién acudir.
- **Formación e investigación: Los** servicios de urgencias son también centros de formación para médicos, enfermeras y otros profesionales sanitarios. Además, al estar a la vanguardia de los retos

médicos, desempeñan un papel clave en la investigación clínica, buscando constantemente formas de mejorar la atención de urgencias.

El servicio de urgencias es, por tanto, mucho más que un lugar de atención médica. Es un reflejo de la sociedad en toda su diversidad y complejidad. Encarna la urgencia, la esperanza y la resiliencia, y desempeña un papel indispensable en el continuo de la asistencia sanitaria.
Es más, su importancia se extiende más allá de sus muros. Los servicios de urgencias influyen en la política sanitaria, en los presupuestos de los hospitales y en la planificación de la asistencia a gran escala. Cada decisión tomada, cada innovación adoptada en este departamento repercute en el resto del sistema sanitario.

Los servicios de urgencias son un recordatorio constante de que, ante la incertidumbre y la fragilidad de la vida, la respuesta rápida, competente y atenta de un equipo dedicado puede significar la diferencia entre la vida y la muerte. Esto es lo que hace que los servicios de urgencias sean un pilar tan vital y venerado del sistema sanitario moderno.

El día a día de una enfermera de urgencias: retos y recompensas

Cuando suena la sirena de una ambulancia o de repente se abre una puerta para dejar pasar una camilla, la enfermera de urgencias ya está en modo de acción, preparada para enfrentarse a lo inesperado. Esta emocionante rutina diaria es una mezcla de adrenalina, destreza, empatía y resistencia.

Desafíos

- **Diversidad de casos:** A diferencia de otras especialidades, las enfermeras de urgencias deben estar preparadas para hacer frente a una impresionante variedad de patologías: desde fracturas a infartos, desde partos inesperados a infecciones graves. Esta diversidad exige una adaptabilidad constante y una actualización periódica de las competencias.

- **Ritmo constante:** Los días pueden ser impredecibles. Puede haber momentos de calma seguidos de horas de intenso caos, donde cada segundo cuenta.

- **Gestión emocional:** Ante el dolor, la angustia o incluso la muerte, las enfermeras deben demostrar una gran fortaleza emocional. A menudo son el primer punto de contacto para los pacientes y sus familias, ofreciendo consuelo y tranquilidad incluso en los momentos más oscuros.

- **Colaboración interprofesional:** los servicios de urgencias son lugares donde la coordinación con otros profesionales sanitarios - médicos, radiólogos, cirujanos, etc. - es esencial. - es esencial. Esta colaboración debe ser fluida, incluso en momentos de estrés.

- **Exigencias físicas:** Estar de pie durante largas horas, moverse con rapidez y manipular pacientes requieren una buena condición física. La exposición a enfermedades infecciosas también puede ser un riesgo.

Premios

- **Impacto inmediato:** Las enfermeras de urgencias suelen ver los resultados directos de su intervención, ya sea la estabilización de la respiración, el alivio del dolor o la salvación de una vida.

- **Aprendizaje constante:** La variedad de casos ofrece una oportunidad de aprendizaje inigualable, haciendo que cada día sea una oportunidad de adquirir nuevas habilidades o conocimientos.

- **Un vínculo profundo con los pacientes:** Aunque el contacto puede ser breve, la intensidad de las situaciones suele crear vínculos profundos y significativos con los pacientes y sus familias.
- **Espíritu de equipo:** Trabajar en un entorno tan dinámico forja fuertes lazos con los compañeros. La camaradería y el apoyo mutuo son a menudo las claves para superar los retos más difíciles.
- **Satisfacción laboral:** A pesar de los retos, muchas enfermeras hablan de la profunda sensación de plenitud que les produce saber que cada día marcan una verdadera diferencia en la vida de las personas.

El papel de la enfermera de urgencias dista mucho de ser fácil y, sin embargo, es uno de los más gratificantes del ámbito médico. Al equilibrar hábilmente los retos y las recompensas, estas profesionales sanitarias encarnan el espíritu mismo de la dedicación, la competencia y la humanidad, lo que las convierte en pilares inestimables en el mundo de la medicina.

Capítulo 2

EL ENTORNO
DE EMERGENCIA

La sala de clasificación: la primera etapa

• Criterios de gravedad

En el ajetreo de los servicios de urgencias, el triaje, o el acto de priorizar a los pacientes según la gravedad de su estado, es un paso crucial. Así se garantiza que los pacientes que presentan los riesgos más graves sean atendidos en primer lugar. Para ello, las enfermeras de triaje utilizan criterios de gravedad definidos con precisión. Estos criterios varían según los síntomas presentados, pero varios de ellos son universalmente reconocidos como indicadores de una situación potencialmente peligrosa.

- **Signos vitales anormales:** Los valores fuera de la norma de la tensión arterial, la frecuencia cardiaca, la frecuencia respiratoria, la temperatura o la saturación de oxígeno pueden indicar una afección grave.
- **Dificultad respiratoria: Una** respiración superficial, sibilante, rápida o dificultosa es siempre motivo de preocupación. La incapacidad para hablar con frases completas también puede ser un indicador.
- **Dolor torácico: El** dolor torácico, sobre todo si va acompañado de otros síntomas como sudoración, náuseas o dificultad para respirar, puede sugerir un ataque al corazón u otro problema cardiaco grave.
- **Alteración del estado mental: La** confusión repentina, la desorientación, los mareos, los desmayos o los cambios en el nivel de conciencia son signos preocupantes.
- **Signos neurológicos:** Síntomas como debilidad repentina en un lado del cuerpo, dificultad para hablar, visión borrosa o fuertes dolores de cabeza pueden indicar un derrame cerebral u otra afección neurológica grave.

- **Hemorragia intensa:** Ya sea interna o externa, una hemorragia incontrolada puede convertirse rápidamente en una amenaza para la vida.
- **Dolor abdominal intenso: El** dolor intenso o persistente puede ser un signo de afecciones como la apendicitis, la obstrucción intestinal o la rotura de órganos.
- **Reacciones alérgicas graves:** La rápida aparición de síntomas como picor, hinchazón, dificultades respiratorias o shock tras la exposición a un alérgeno es una emergencia médica.
- **Signos de infección grave: La** fiebre alta asociada a escalofríos, taquicardia, hipotensión o letargo puede indicar sepsis u otra infección grave.
- **Traumatismos:** Las lesiones resultantes de accidentes, caídas o violencia, dependiendo de su localización y gravedad, pueden requerir tratamiento inmediato.

Estos criterios son sólo la punta del iceberg. En realidad, la capacidad para evaluar la gravedad también se basa en la experiencia clínica, la intuición profesional y la formación continua. La capacidad de evaluación de una enfermera de urgencias experimentada es una mezcla de ciencia y arte, y desempeña un papel inestimable a la hora de salvar vidas.

• Comunicación con los pacientes en espera

Los servicios de urgencias, con su ritmo frenético y su ambiente ajetreado, pueden ser una fuente de ansiedad para muchos pacientes. La espera suele ser el peor momento para ellos, lleno de incertidumbre, incomodidad y estrés. En este contexto, la comunicación se convierte en una herramienta inestimable para calmar, informar y gestionar las expectativas. He aquí cómo funciona para una enfermera de urgencias.

- **Establecer la confianza desde el principio:** Durante la primera interacción, la enfermera debe establecer un clima de confianza. Esto implica una escucha activa, contacto visual y gestos tranquilizadores. Presentarse y explicar brevemente su papel también puede ayudar a generar confianza.
- **Explique el proceso de triaje:** Muchos pacientes no entienden por qué se atiende primero a otros que llegan después que ellos. Explicar el concepto de triaje basado en la gravedad del caso puede ayudar a aclarar la situación y minimizar la frustración.
- **Actualizaciones regulares:** Si un paciente tiene una larga espera, es esencial mantenerle informado de la situación. Un simple "No nos hemos olvidado, pero estamos desbordados en este momento" puede aliviar algunas preocupaciones.
- **Sea claro y honesto:** Si se van a realizar pruebas o procedimientos, es crucial explicar en qué consisten, por qué son necesarios y cuánto tiempo llevarán.
- **Escuchar activamente las preocupaciones:** Algunos pacientes tienen necesidades o preocupaciones específicas durante la espera. Pueden estar relacionadas con el dolor, la ansiedad o problemas personales como el cuidado de los niños. Escucharles puede ayudarles a encontrar soluciones u ofrecerles apoyo.
- **Utilice un lenguaje apropiado:** sin dejar de mantener la precisión médica, es esencial expresarse de forma sencilla y comprensible para el paciente. Evite la jerga médica siempre que sea posible y asegúrese de que el paciente ha comprendido la información.
- **Gestión de las emociones:** Algunos pacientes pueden agitarse, ponerse ansiosos o incluso enfadarse. Es esencial abordar estas situaciones con

empatía, calma y profesionalidad, al tiempo que se establecen límites claros.

- **Tranquilidad sobre los cuidados:** Incluso mientras esperan, los pacientes necesitan saber que están en buenas manos y que su bienestar es una prioridad.
- **Fomente los comentarios:** Preguntar a los pacientes cómo mejorar la comunicación o el proceso de espera puede proporcionar información valiosa para optimizar el servicio.

Una comunicación eficaz y empática no sólo reduce la ansiedad del paciente, sino que promueve una mejor cooperación, minimiza los malentendidos y genera confianza en los profesionales sanitarios. En el mundo de los servicios de urgencias, donde cada momento puede ser crucial, una buena comunicación con los pacientes que esperan es un activo inestimable para garantizar que la atención se preste de forma fluida y eficaz.

La sala de tratamiento

• Equipo médico básico

El mundo médico del servicio de urgencias es una mezcla de acción rápida, diagnóstico preciso y procedimientos técnicos. Para llevar a cabo estas tareas, las enfermeras dependen de una amplia gama de equipos médicos. Estas herramientas, esenciales para la atención al paciente, deben ser a la vez fiables y rápidamente accesibles. He aquí un resumen del equipo médico básico que suele encontrarse en un servicio de urgencias.

- **Monitor de constantes vitales:** Este dispositivo se utiliza para controlar la tensión arterial, la frecuencia cardiaca, la frecuencia respiratoria, la temperatura y la saturación de oxígeno del paciente, ya sea de forma continua o puntual.

- **El desfibrilador:** Vital para tratar la parada cardiaca, envía un impulso eléctrico al corazón en un intento de restablecer un ritmo cardiaco normal.

- **El carro de urgencias (o carro de reanimación):** Contiene todo el equipo necesario para la reanimación cardiopulmonar, como medicamentos, jeringuillas, tubos endotraqueales y muchas otras herramientas esenciales.

- **Aspirador de mucosidad:** Utilizado para eliminar las secreciones de la boca o de las vías respiratorias, es esencial durante las operaciones para despejar las vías respiratorias.

- **Pulsioxímetro:** Suele colocarse en la yema del dedo y mide la saturación de oxígeno en la sangre, lo que da una indicación rápida de la función pulmonar del paciente.

- **Estetoscopio:** Herramienta emblemática del mundo médico, se utiliza para escuchar los sonidos internos del cuerpo, como los latidos del corazón, los sonidos respiratorios o los ruidos intestinales.

- **Tensiómetro :** Utilizado para medir la tensión arterial, este instrumento es esencial para evaluar el estado hemodinámico del paciente.

- **Termómetro clínico:** Existe en diferentes modelos (de oído, de frente y oral) y es crucial para detectar estados febriles o de hipotermia.

- **Kit de intubación: Se** utiliza para mantener abiertas las vías respiratorias e incluye palas de laringoscopio, tubos endotraqueales y manguitos.

- **Jeringuillas y agujas: Las hay de** diferentes tamaños y se utilizan para administrar medicamentos y vacunas o para tomar muestras de sangre.

- **Equipos de infusión:** Incluyen todo el material necesario para administrar soluciones intravenosas o medicamentos.

- **Bomba de infusión:** Se utiliza para administrar medicamentos o líquidos a un ritmo preciso.

- **Material de sutura:** Utilizado para suturar heridas, incluye agujas, hilos y pinzas.
- **Material de curas:** Incluye compresas, vendas, antisépticos y otros elementos esenciales para proteger y tratar las heridas.
- **Equipos de inmovilización:** como las férulas o los collarines cervicales, se utilizan para inmovilizar las extremidades o la columna vertebral en caso de sospecha de fractura o lesión.

Este equipo, que a menudo se coloca estratégicamente para su uso óptimo, constituye la base de la atención de emergencia. Las enfermeras deben dominar a la perfección este equipo si quieren intervenir con rapidez y eficacia, a menudo en situaciones en las que cada segundo cuenta.

• Gestión de habitaciones y camas

La fluidez del servicio de urgencias depende en gran medida de la gestión óptima de los recursos espaciales. Las salas y las camas, en particular, están en el centro de esta dinámica, ya que representan el lugar donde los pacientes reciben atención directa. Una mala gestión puede provocar retrasos, frustración e incluso riesgos para la seguridad de los pacientes. Echemos un vistazo a este aspecto, a menudo subestimado pero esencial, de la atención de urgencias.

- **La importancia de un sistema de triaje eficaz:** Incluso antes de considerar la gestión de salas y camas, es esencial triar correctamente a los pacientes en cuanto llegan. Un sistema de triaje eficaz garantiza que las camas y las salas se asignen en función de la prioridad médica, no del orden de llegada.
- **Rotación de camas: La** limpieza y desinfección rápidas y minuciosas de las camas entre pacientes es

esencial para evitar la propagación de infecciones. Esto requiere una estrecha coordinación entre el equipo asistencial y el de limpieza.

- **Gestión de la capacidad:** En situaciones de afluencia masiva de pacientes, como durante catástrofes o epidemias, los servicios de urgencias pueden verse desbordados rápidamente. Disponer de un plan para aumentar la capacidad de camas, aunque sea temporalmente, puede ser vital. Esto podría incluir el uso de áreas no tradicionales para la atención o el traslado de pacientes a otras salas u hospitales.

- **Gestión de camas especializadas:** Algunas camas y salas están equipadas específicamente para determinados tipos de cuidados, como traumatología o cardiología. La correcta asignación de estos recursos es vital para garantizar que los pacientes reciben la atención adecuada.

- **Comunicación interdepartamental: Los** servicios de urgencias no están aislados. Trabajar en estrecha colaboración con otros departamentos, como radiología, cirugía o cuidados intensivos, puede facilitar el desplazamiento de los pacientes por el hospital.

- **Gestión del tiempo de espera :** Aunque se hace todo lo posible por minimizar los tiempos de espera, a veces los pacientes tienen que esperar una cama. En estas situaciones, una comunicación clara y empática es esencial para gestionar las expectativas y tranquilizar a los pacientes.

- **Tecnologías de monitorización en tiempo real:** Muchos hospitales modernos utilizan sistemas de monitorización en tiempo real para visualizar la disponibilidad de camas, lo que facilita la toma de decisiones y la coordinación.

- **Protocolos para pacientes en largas esperas:** En situaciones en las que los pacientes tienen que esperar largos periodos por una cama en una unidad especializada, se necesitan protocolos claros para garantizar que reciben la atención adecuada mientras esperan.

- **Formación y educación del personal:** El personal debe recibir formación periódica sobre las mejores prácticas en la gestión de camas y salas, así como sobre protocolos hospitalarios específicos.
- **Retroalimentación y mejora continua:** La retroalimentación de los profesionales sanitarios, los pacientes y sus familias es esencial para identificar áreas de mejora y adaptar las estrategias de gestión.

La gestión eficaz de las salas y camas de urgencias es un ballet logístico que requiere una coordinación, comunicación y preparación excepcionales. Cuando se gestiona bien, permite un flujo óptimo de pacientes, un uso eficiente de los recursos y una atención rápida y eficaz, garantizando el mejor resultado para cada paciente.

Capítulo 3

HABILIDADES CLÍNICAS ESENCIALES

Evaluación rápida del paciente

- 3.1.1 ABCDE de la evaluación

El método ABCDE es una herramienta sistemática de triaje y evaluación utilizada por los profesionales sanitarios, sobre todo en los servicios de urgencias, para evaluar y tratar a los pacientes en un orden que prioriza las amenazas inmediatas para la vida. Este método garantiza que no se omita ningún paso vital en la evaluación inicial y el tratamiento del paciente. Veamos más detenidamente cada uno de estos pasos:

- A - Vías aéreas
  - **Evaluación**: Asegúrese de que las vías respiratorias están despejadas y de que no hay obstrucciones que impidan el flujo de aire.
  - **Intervención**: Si las vías respiratorias están inseguras u obstruidas (por sangre, vómitos, traumatismos, etc.), puede ser necesaria una intervención inmediata, como la intubación o la colocación del paciente en una posición segura.
- B - Respiración
  - **Evaluación**: Observe el ritmo y la profundidad de la respiración, escuche los ruidos respiratorios y evalúe la simetría de la expansión torácica.
  - **Intervención**: En caso de dificultad respiratoria, el paciente puede necesitar oxigenoterapia, ventilación asistida u otras intervenciones para estabilizar la respiración.
- C - Tráfico
  - **Evaluación**: Compruebe el pulso, la tensión arterial, el color de la piel y la temperatura. Busque signos de shock o hemorragia.
  - **Intervención**: En caso de problemas circulatorios, pueden ser necesarias

intervenciones como la administración de fluidos, reanimación cardiopulmonar (RCP) o medicación.

- D - Déficit neurológico (Discapacidad)
  - **Evaluación**: Evalúe rápidamente el estado neurológico utilizando la escala de Glasgow u otras herramientas para medir el nivel de consciencia. Compruebe la reactividad pupilar, la motricidad y la sensibilidad.
  - **Intervención**: En función de los resultados, la actuación puede incluir la estabilización de la columna vertebral, la administración de medicación u otros cuidados especializados.
- E - Exposición/Entorno
  - **Evaluación**: Examine todo el cuerpo, quitando la ropa si es necesario para buscar lesiones ocultas, preservando al mismo tiempo la dignidad del paciente y protegiéndolo de la hipotermia.
  - **Intervención**: Trate cualquier herida descubierta, cubra al paciente para mantener una temperatura corporal estable y protéjalo de otras tensiones ambientales.

Tras completar la evaluación ABCDE, es crucial volver a evaluar al paciente con regularidad, sobre todo si su estado cambia. Esta metodología sirve como piedra angular de la evaluación inicial de los pacientes en un entorno de emergencia, garantizando una gestión estructurada y coherente y reduciendo el riesgo de pasar por alto situaciones potencialmente mortales.

• Interpretación de las constantes vitales

Los signos vitales son medidas objetivas de las funciones corporales básicas y desempeñan un papel esencial en la evaluación del estado fisiológico de un individuo. En el contexto de las emergencias, su interpretación rápida y correcta puede a menudo guiar la intervención inicial y proporcionar pistas cruciales sobre el estado de salud de un paciente. He aquí una exploración detallada de estos signos y su interpretación:

- Temperatura corporal
  - *Normal*: La media ronda los 37°C, pero puede variar entre 36,1°C y 37,2°C.
  - *Interpretación*: Una temperatura alta (fiebre) puede indicar infección, inflamación u otras afecciones médicas. Una temperatura corporal baja (hipotermia) puede deberse a la exposición al frío, a ciertas enfermedades o al hipotiroidismo.
- Pulso o frecuencia cardiaca
  - *Normal*: 60-100 latidos por minuto (lpm) para un adulto en reposo.
  - *Interpretación*: Una frecuencia cardiaca alta (taquicardia) puede deberse a fiebre, anemia, deshidratación u otras afecciones. Una frecuencia cardiaca baja (bradicardia) puede deberse a hipotermia, medicación o problemas cardiacos.
- Frecuencia respiratoria
  - *Normal*: 12-20 respiraciones por minuto para un adulto en reposo.
  - *Interpretación: La* frecuencia respiratoria rápida (taquipnea) puede deberse a fiebre, ansiedad, anemia o enfermedad pulmonar. La respiración lenta (bradipnea) puede deberse a medicación, daño cerebral u otras afecciones.
- Tensión arterial
  - *Normal*: Sistólica 90-120 mmHg, Diastólica 60-80 mmHg para un adulto.
  - *Interpretación*: La tensión arterial alta (hipertensión) es un factor de riesgo de muchas enfermedades cardiovasculares. Una

presión arterial baja (hipotensión) puede indicar deshidratación, pérdida de sangre u otras afecciones médicas graves.

- Saturación de oxígeno (SpO2)
  - *Normal*: 95-100%.
  - *Interpretación*: Una SpO2 inferior al 95% puede indicar hipoxemia, lo que significa que los niveles de oxígeno en la sangre son insuficientes. Esto puede deberse a problemas pulmonares o cardíacos o a una anemia grave.
- Dolor
  - Aunque técnicamente no es un "signo vital" en el sentido tradicional, la evaluación del dolor suele incluirse como quinto signo vital.
  - *Interpretación*: La escala del dolor, que suele ir de 0 (ausencia de dolor) a 10 (el peor dolor imaginable), ayuda a los médicos a evaluar la intensidad del dolor de un paciente, comprender la posible causa y decidir qué intervenciones son necesarias.

A la hora de interpretar las constantes vitales, es esencial tener en cuenta el contexto general del paciente, incluidos la edad, el sexo, el historial médico y otros síntomas presentes. Las variaciones leves pueden ser normales en algunos individuos, mientras que las desviaciones mayores o repentinas suelen requerir atención e intervención médica.

Técnicas de intervención

• Colocación de vías venosas

La inserción de una vía venosa periférica, comúnmente conocida como "catéter intravenoso" o "vía de perfusión", es un procedimiento habitual en el ámbito médico, sobre todo en los servicios de urgencias. Se utiliza para administrar medicamentos y líquidos y para tomar muestras de sangre. He aquí una descripción detallada del procedimiento:

- Preparación
    - **Elección del equipo**: Selección del catéter en función del uso previsto (administración de fármacos, soluciones, muestras) y del tamaño de las venas del paciente.
    - **Preparar al paciente**: Informar al paciente del procedimiento, tranquilizarle y obtener su consentimiento. Colocar el brazo adecuadamente.
    - **Higiene**: Lávese las manos y utilice guantes estériles.
- Selección del lugar de inserción
    - Los lugares más comunes son las venas del dorso de la mano, el antebrazo y el pliegue del codo.
    - La selección depende del tamaño y el estado de las venas y de la comodidad del paciente. Evite los sitios cercanos a las articulaciones, si es posible, para reducir la movilidad del catéter.
- Desinfección
    - Utilice una compresa empapada en antiséptico para desinfectar el lugar de inserción, realizando movimientos circulares desde el interior hacia el exterior.
- Inserción del catéter
    - Tensar la piel para estabilizar la vena.
    - Introduzca la aguja siguiendo el recorrido de la vena, en el ángulo adecuado (normalmente entre 10° y 30°).
    - Cuando se observe el retorno venoso en la cámara del catéter, avance un poco más e introduzca el catéter mientras retira la aguja.

- Montaje y uso
    - Fije el catéter firmemente a la piel con cinta adhesiva o dispositivos especiales para evitar que se mueva.
    - Coloque una compresa estéril sobre el punto de inserción. A continuación, conecte el sistema de infusión o el tapón de infusión.
    - Empiece a administrar la medicación o los líquidos según lo prescrito.
- Mantenimiento y vigilancia
    - Compruebe regularmente el lugar de inserción para detectar signos de infección, inflamación, hematoma o infiltración.
    - Asegúrese de que la velocidad de infusión es correcta y de que el paciente no muestra signos de malestar o complicaciones.
- Retirada
    - Detenga la infusión.
    - Retire suavemente el catéter en dirección a la vena, aplicando una suave presión con una compresa para evitar hemorragias.
    - Observe y evalúe el lugar de inserción. Si todo parece normal, asegure la compresa con cinta adhesiva.

La inserción de una vía venosa requiere una técnica hábil y un enfoque cuidadoso para minimizar el riesgo de complicaciones y garantizar la comodidad del paciente.

• Intubación y ventilación

La intubación endotraqueal es un procedimiento médico que consiste en introducir un tubo en la tráquea para permitir la ventilación mecánica de los pulmones. Este procedimiento puede ser vital en situaciones en las que el paciente es incapaz de mantener una vía aérea o una ventilación adecuadas por sí mismo. He aquí una descripción detallada del procedimiento y de lo que ocurre a continuación:

- Indicaciones para la intubación
  - Insuficiencia respiratoria aguda.
  - Protección de las vías respiratorias (por ejemplo, en caso de traumatismo o intoxicación).
  - Intervenciones quirúrgicas que requieran anestesia general.
  - Parada cardiorrespiratoria.
- Preparación
  - **Elección del equipo**: Prepare el laringoscopio, el endoscopio y el tubo endotraqueal del tamaño adecuado.
  - **Medicación**: Pueden ser necesarios agentes sedantes y paralizantes para facilitar la intubación.
  - **Posición del paciente** : Posición de olfateo, con extensión del cuello y flexión de la cabeza.
- Procedimiento de intubación
  - Abra la boca del paciente e introduzca con cuidado el laringoscopio.
  - Exponga las cuerdas vocales elevando suavemente la epiglotis con la hoja del laringoscopio.
  - Introduzca el tubo endotraqueal a través de las cuerdas vocales hasta la tráquea.
  - Retire el laringoscopio mientras mantiene el tubo en su sitio.
- Confirmación de la posición del tubo
  - Observe la elevación simétrica de ambos hemitórax durante la ventilación.
  - Escuche los ruidos respiratorios a ambos lados del tórax.
  - Utilice un capnógrafo para detectar el CO_2 exhalado, confirmando que el tubo está en su sitio.
  - También puede realizarse una radiografía de tórax para confirmar la posición.

- Fijación de tubos y ventilación
  - Fije el tubo firmemente a la boca del paciente para evitar desplazamientos accidentales.
  - Conecte el tubo a un ventilador mecánico o a una bolsa autoinflable para la ventilación.
- Monitorización post-intubación
  - Controle regularmente las constantes vitales del paciente, la saturación de oxígeno y la posición de la sonda.
  - Evalúe el confort y la sedación del paciente y ajuste la medicación si es necesario.
- Extubación
  - Una vez resueltas   las causas subyacentes de la intubación, se puede extubar al paciente.
  - Asegúrese de que el paciente está suficientemente despierto, responde a las órdenes, tiene un buen reflejo tusígeno y está respiratoriamente estable.
  - Retire la sonda rápidamente mientras pide al paciente que tosa para expulsar cualquier moco o resto.

El dominio de la técnica de intubación requiere una formación profunda y práctica, ya que el procedimiento presenta riesgos. Debe prestarse especial atención a la preparación, la realización segura de la intubación y la monitorización cuidadosa del paciente intubado.

• RCP y desfibrilación

La reanimación cardiopulmonar (RCP) y la desfibrilación son intervenciones vitales en caso de parada cardiaca súbita. Estos procedimientos pueden aumentar considerablemente las posibilidades de supervivencia y recuperación del paciente sin secuelas neurológicas.

- Reconocimiento de la parada cardiaca
  - Falta de respuesta a la estimulación.

- Ausencia de respiración o respiración anormal (como jadeos).
- Sin pulso.
- Inicio inmediato de la RCP
  - **Posición del paciente**: Coloque al paciente boca arriba sobre una superficie dura.
  - **Compresiones torácicas**: Coloque las manos una sobre otra en el centro del pecho y realice compresiones profundas (al menos 5 cm) a un ritmo de al menos 100-120 por minuto.
  - **Ventilación**: Después de 30 compresiones, dé 2 respiraciones manteniendo las vías respiratorias abiertas, ya sea utilizando la respiración boca a boca o un dispositivo de barrera.
- Uso del desfibrilador externo automático (DEA)
  - Encienda el DEA en cuanto esté disponible.
  - Siga las instrucciones vocales o visuales del aparato.
  - Coloque los electrodos como se muestra (uno debajo de la clavícula derecha y el otro en la parte inferior izquierda del pecho).
  - Asegúrese de que nadie toca al paciente mientras el DEA evalúa el ritmo cardiaco.
  - Si se recomienda una descarga, compruebe de nuevo que nadie toca al paciente y pulse el botón de descarga.
- Continuación de la RCP
  - Reanude la RCP inmediatamente después de la desfibrilación.
  - Alterne las compresiones torácicas y la ventilación (proporción 30:2).
  - Si está solo, realice la RCP durante unos 2 minutos antes de volver a comprobar el ritmo con el DEA.
  - Si hay varios socorristas, cambie de papel cada 2 minutos para evitar la fatiga.

- Post-resucitación
  - Si el paciente muestra signos de volver a la circulación espontánea (como movimiento, tos, toma de aire), detenga la RCP y evalúe la respiración y el pulso.
  - Si el paciente respira con normalidad, colóquelo en posición lateral de seguridad.
  - Vigile continuamente al paciente mientras espera ayuda avanzada.
- Cuidados avanzados
  - Cuando se dispone de atención médica avanzada, puede ser necesaria la medicación, la intubación y otras intervenciones.
  - El paciente puede requerir cuidados intensivos y más investigaciones para determinar la causa de la parada cardiaca.

Una respuesta rápida es esencial en caso de parada cardiaca. Cada minuto sin reanimación cardiopulmonar y desfibrilación reduce significativamente las posibilidades de supervivencia del paciente. El entrenamiento regular y los simulacros de escenarios de emergencia son esenciales para mantener las habilidades de RCP y desfibrilación.

Capítulo 4

PATOLOGÍAS COMUNES Y CUIDADO

Trauma

• Politraumatismos

Los politraumatismos son lesiones graves que afectan a varias regiones o sistemas del cuerpo humano simultáneamente. Estas situaciones médicas de emergencia requieren una rápida evaluación, priorización e intervención para optimizar las posibilidades de supervivencia y recuperación del paciente. He aquí una descripción detallada de la gestión de los politraumatismos:

- Evaluación inicial
    - **ABCDE**: Esta evaluación se centra en la protección de las vías respiratorias (Vías respiratorias), la respiración (Respiración), la circulación (Circulación), el déficit neurológico (Discapacidad) y la exposición/entorno (Exposición/entorno).
    - **Estabilización: La** estabilización inmediata de las funciones vitales es esencial antes de una evaluación posterior.
- Evaluación secundaria
    - **Examen completo**: Esta fase consiste en un examen de la cabeza a los pies para identificar cualquier lesión.
    - **Diagnóstico por imagen**: puede ser necesario realizar radiografías, un TAC o una ecografía para una evaluación más precisa.
- Manejo de las vías respiratorias
    - La intubación puede ser necesaria para proteger las vías respiratorias o asegurar una ventilación adecuada.
    - Los traumatismos torácicos, como el neumotórax o el hemoneumotórax, pueden requerir una toracostomía o la colocación de un tubo torácico.

- Gestión del tráfico
  - Controlar la hemorragia externa con compresiones, vendajes o torniquetes.
  - Las hemorragias internas pueden requerir una intervención quirúrgica o radiológica para su estabilización.
- Evaluación y gestión neurológicas
  - Monitorización y estabilización de la función neurológica, evaluación del nivel de consciencia.
  - Prevención de lesiones secundarias debidas a edema cerebral o hipoxia.
- Gestión de fracturas
  - Inmovilización de las fracturas para evitar daños mayores y aliviar el dolor.
  - Algunas fracturas pueden requerir cirugía para su fijación.
- Otras intervenciones específicas
  - El tratamiento de otras lesiones, como traumatismos abdominales o pélvicos, quemaduras o traumatismos térmicos, depende de la naturaleza y gravedad de cada lesión.
- Seguimiento postraumático
  - Los pacientes con politraumatismos requieren una estrecha vigilancia en una unidad de cuidados intensivos o de traumatología.
  - El tratamiento del dolor, la vigilancia de las constantes vitales, la prevención de complicaciones y la reevaluación periódica son esenciales.
- Renovación
  - Una vez estabilizados, los pacientes suelen necesitar rehabilitación física y ocupacional u otras terapias para recuperarse totalmente o adaptarse a las nuevas limitaciones.

- Apoyo psicosocial
- Tener en cuenta el impacto psicológico de un politraumatismo es crucial. Los pacientes pueden necesitar atención psicológica o apoyo para hacer frente a las secuelas emocionales.

La gestión de los politraumatismos requiere un enfoque multidisciplinar, que combine la experiencia clínica, la capacidad de respuesta y la coordinación entre los distintos especialistas para garantizar la mejor atención posible.

• Traumatismo craneoencefálico

Los traumatismos craneoencefálicos (TCE) son lesiones cerebrales provocadas por un traumatismo externo, ya sea un impacto directo en la cabeza o una fuerza cortante tras una sacudida rápida. Van desde una conmoción cerebral leve a lesiones cerebrales graves y pueden tener consecuencias para toda la vida. Comprender la gravedad, la evaluación y la gestión es esencial para cualquier profesional sanitario, sobre todo en un entorno de urgencias.

- Etiología y mecanismo
  - **Causas comunes**: Accidentes de tráfico, caídas, actos de violencia, accidentes deportivos.
  - **Mecanismos**: Contusión directa, golpe y contragolpe, lesiones por cizallamiento (difusión axonal).
- Clasificación
  - **Leve**: También conocida como conmoción cerebral. A menudo no hay pérdida de conciencia o ésta es breve.

- **Moderada**: Pérdida de conciencia de unos minutos a unas horas, confusión posible durante varios días o semanas.
- **Grave**: pérdida prolongada de conciencia o amnesia, alto riesgo de complicaciones.
- Síntomas y signos clínicos
    - Dolores de cabeza, mareos, náuseas.
    - Deterioro de la visión, sensibilidad a la luz o al ruido.
    - Dificultades de concentración o de memoria.
    - Cambios en el estado de ánimo o en el comportamiento.
- Evaluación y diagnóstico
    - **Evaluación inicial ABCDE**: Como con todos los pacientes traumatizados, la estabilización inicial es esencial.
    - **Escala de coma de Glasgow (ECG)**: Una herramienta estándar para evaluar el nivel de consciencia.
    - **Imagen**: Escáner cerebral para identificar hemorragias, fracturas u otras lesiones.
- Tratamiento inicial
    - Estabilización de las vías respiratorias, la respiración y la circulación.
    - Inmovilización cervical en casos de sospecha de lesión de la columna cervical.
    - Reducción del edema cerebral con fármacos como los manitoles.
    - Seguimiento neurológico estricto.
- Posibles complicaciones
    - Hematomas intracraneales: epidural, subdural, intraparenquimatoso.
    - Edema cerebral.
    - Infecciones si el cráneo está abierto o fracturado.
    - Convulsiones.
- Rehabilitación y seguimiento

- Evaluación neurológica continua.
- Fisioterapia, logopedia y terapia ocupacional.
- Asesoramiento o terapia para trastornos emocionales o del comportamiento.
- Educación del paciente y la familia sobre los signos de complicaciones o deterioro.
- Prevención
  - Utilice el casco cuando practique deportes o actividades de alto riesgo.
  - Medidas de seguridad vial.
  - Prevenir las caídas, especialmente entre las personas mayores.

El tratamiento de las LCT requiere una profunda vigilancia clínica y experiencia. Aunque muchas personas se recuperan totalmente de una conmoción cerebral leve, las LCT graves pueden tener repercusiones a largo plazo, por lo que requieren un tratamiento multidisciplinar para optimizar la recuperación.

Condiciones médicas agudas

• Infarto de miocardio

Un infarto de miocardio, comúnmente conocido como ataque al corazón, es el resultado de una interrupción del suministro de sangre a una parte del músculo cardiaco, lo que provoca isquemia y necrosis tisular. Esta afección médica aguda es una de las principales causas de morbilidad y mortalidad en todo el mundo. Un tratamiento rápido y un diagnóstico preciso son esenciales para optimizar los resultados de los pacientes.

- Etiología y fisiopatología
  - **Causas comunes**: Oclusión de una arteria coronaria por un coágulo, a menudo tras la ruptura de una placa aterosclerótica.

- **Isquemia y necrosis**: Pérdida de suministro de oxígeno que provoca daños celulares y, posteriormente, la muerte de las células miocárdicas.
- Presentación clínica
  - Dolor torácico, a menudo descrito como presión o aplastamiento.
  - El dolor se irradia al brazo izquierdo, la mandíbula, la espalda o el hombro.
  - Falta de aliento, sudoración, náuseas, mareos.
- Diagnóstico
  - **Electrocardiograma (ECG)**: Revela anomalías específicas de la isquemia o el infarto.
  - **Análisis de sangre**: Aumento de las enzimas cardiacas como la troponina.
  - **Otras investigaciones**: Ecocardiografía, angiografía coronaria.
- Tratamiento inicial
  - **Tratamiento farmacológico**: Aspirina, nitratos, betabloqueantes, anticoagulantes.
  - **Reperfusión**: Trombolisis o angioplastia primaria para restablecer el flujo sanguíneo.
- Gestión a largo plazo
  - Medicamentos : Estatinas, inhibidores de la ECA, agentes antiplaquetarios.
  - Cambios en el estilo de vida : d i e t a equilibrada, dejar de fumar, ejercicio físico.
  - Rehabilitación cardiaca: Programa supervisado para mejorar la capacidad cardiorrespiratoria y reducir los factores de riesgo.
- Complicaciones
  - Insuficiencia cardiaca: Incapacidad del corazón para bombear con eficacia.
  - Arritmias: Ritmos cardíacos anormales, que pueden ser mortales.

- Rotura cardiaca: rotura del músculo o la pared del corazón.
- Prevención
  - Control de los factores de riesgo: hipertensión, hipercolesterolemia, diabetes.
  - Educación pública: Reconocer los síntomas e intervenir rápidamente.
- Apoyo emocional y psicosocial
  - Apoyo para hacer frente a la ansiedad, la depresión o el estrés postraumático que pueden aparecer tras un infarto.
  - Consejos para pacientes y familiares sobre la vuelta a una vida normal, incluida la reanudación de la actividad física y las relaciones íntimas.

El infarto de miocardio es una emergencia médica que requiere una intervención rápida y eficaz. La prevención, la detección precoz y el tratamiento integral son esenciales para mejorar la calidad de vida de los pacientes y reducir el riesgo de complicaciones futuras.

• AVC

El ictus, comúnmente conocido como accidente cerebrovascular, se produce cuando se interrumpe el suministro de sangre a una parte del cerebro, provocando una isquemia de las células nerviosas que puede conducir a una rápida pérdida de la función cerebral. El ictus es una emergencia médica, y un tratamiento rápido puede reducir significativamente el daño cerebral y las complicaciones.

- Etiología y fisiopatología
  - **Ictus isquémico**: Causado por la oclusión de una arteria cerebral. Es el tipo más frecuente.
  - **Ictus hemorrágico**: es el resultado de la rotura de un vaso sanguíneo en el cerebro.

- **Factores de riesgo**: Hipertensión, tabaquismo, aterosclerosis, fibrilación auricular.
- Presentación clínica
  - Debilidad o parálisis en un lado del cuerpo.
  - Dificultad para hablar o entender.
  - Deterioro de la visión.
  - Pérdida de equilibrio o coordinación.
  - Dolor de cabeza repentino e intenso.
- Diagnóstico
  - **Evaluación inicial**: FAST (Cara, Brazo, Habla, Tiempo) para una evaluación rápida.
  - **Imagen**: Tomografía computarizada (TC) o resonancia magnética del cerebro.
  - **Otras investigaciones**: ECG, ecografía carotídea.
- Atención inicial
  - **Para el ictus isquémico**: trombólisis, anticoagulantes.
  - **Para el ictus hemorrágico**: control de la tensión arterial, posible cirugía para aliviar la presión intracraneal.
- Rehabilitación y recuperación
  - Fisioterapia para mejorar la movilidad y la fuerza.
  - Terapia ocupacional para recuperar la independencia en las actividades cotidianas.
  - Logopedia para los trastornos del lenguaje.
- Complicaciones
  - Atrofia muscular.
  - Problemas para tragar.
  - Depresión post-ictus.
- Prevención secundaria
  - Control de los factores de riesgo: medicación antihipertensiva, estatinas.
  - Cirugía: como la endarterectomía carotídea para determinadas estenosis.

- Educación del paciente: dieta, ejercicio, dejar de fumar.
- Apoyo psicológico
  - Ayudar a los pacientes y a sus familias a adaptarse a los cambios vitales.
  - Grupos de apoyo para pacientes y cuidadores.
- Volver a la vida cotidiana
  - Consejos para reanudar la conducción, el trabajo y las actividades sociales.
  - Sensibilización sobre la importancia de la vigilancia médica continua.

El ictus es una enfermedad que puede afectar profundamente a la vida de los pacientes y sus familias. El tratamiento precoz, la rehabilitación integral y el apoyo continuo pueden ayudar a maximizar la recuperación y mejorar la calidad de vida tras un ictus. La prevención es clave, y es esencial concienciar a la población sobre los signos de alarma y la importancia de buscar ayuda rápidamente si aparecen los síntomas.

• Ataques de asma

El asma es una enfermedad crónica de las vías respiratorias caracterizada por la inflamación y constricción de los bronquios, que provoca episodios recurrentes de disnea, sibilancias, tos y opresión en el pecho. Estos síntomas pueden variar en intensidad y, en casos graves, pueden provocar un ataque de asma potencialmente mortal.

- Etiología y fisiopatología
  - **Desencadenantes comunes** : Alérgenos, infecciones respiratorias, ejercicio, aire frío, estrés.

- **Reacción inflamatoria**: Liberación de mediadores químicos que provocan edema, producción de mucosidad y constricción bronquial.
- Presentación clínica
  - Dificultad para respirar.
  - Sibilancias al espirar.
  - Tos, a menudo nocturna.
  - Sensación de opresión en el pecho.
- Diagnóstico
  - **Historial médico**: frecuencia, duración, desencadenantes.
  - Investigación respiratoria funcional (IRF): Medición del volumen de aire inspirado y espirado.
  - **Prueba de reversibilidad**: Medición de la mejoría con un broncodilatador.
- Gestión inicial de la crisis
  - Broncodilatadores de acción rápida: Como el salbutamol.
  - **Oxígeno**: Si la saturación de oxígeno es baja.
  - **Corticosteroides sistémicos**: Para reducir la inflamación en casos graves.
  - **Monitorización**: Evaluación periódica de las constantes vitales, el trabajo respiratorio y la saturación de oxígeno.
- Tratamiento a largo plazo
  - Broncodilatadores de acción prolongada: Como el formoterol.
  - **Antiinflamatorios inhalados: como** los corticosteroides.
  - **Evitar los desencadenantes**: Controlar los alérgenos, dejar de fumar.
- Complicaciones
  - Estado asmático: Ataque de asma grave que no responde al tratamiento inicial.
  - Insuficiencia respiratoria.

- Prevención
  - Plan de acción contra el asma: Establecimiento de un plan escrito para reconocer y tratar una exacerbación precoz.
  - Vacunas: Como la vacuna de la gripe.
  - Educación: técnicas de inhalación, reconocimiento de los síntomas.
- Apoyo psicosocial
  - Controlar la ansiedad y el estrés asociados al asma.
  - Grupos de apoyo para los pacientes y sus familias.
- Importancia del autocontrol
  - Utilizar un medidor de flujo máximo para controlar la función pulmonar en casa.
  - Diario de síntomas para identificar y evitar los desencadenantes.

Una crisis de asma es una emergencia médica que requiere una intervención rápida. La comprensión y el control de la enfermedad son esenciales para prevenir las exacerbaciones, mejorar la calidad de vida y reducir el riesgo de complicaciones. La educación del paciente y una sólida colaboración entre éste y el profesional sanitario son la clave del éxito de la gestión.

Capítulo 5

COMUNICACIÓN EN CASO DE EMERGENCIA

Trabajar juntos
con el equipo médico

• Trabajar con médicos

En un entorno tan complejo y dinámico como el de los servicios de urgencias, es esencial una estrecha colaboración entre enfermeras y médicos. Un trabajo en equipo eficaz puede mejorar significativamente la atención al paciente, la seguridad y la calidad de la asistencia, al tiempo que contribuye a crear un entorno de trabajo armonioso.

- • Comprender los papeles respectivos
  - • **Enfermeras**: seguimiento clínico, administración de la medicación, educación del paciente, coordinación de los cuidados.
  - • **Médicos**: diagnóstico, decisiones terapéuticas, procedimientos invasivos.
- • Comunicación eficaz
  - • **SBAR (Situación, Antecedentes, Evaluación, Recomendación)**: Una herramienta estructurada para facilitar la transmisión de información.
  - • **Escucha activa**: Comprender la perspectiva de la otra persona, hacer preguntas y aclarar dudas.
- • Decisión colectiva
  - • **Consulta**: Discutir planes de cuidados complejos o casos inciertos.
  - • **Intercambios constructivos**: Aportar ideas basadas en la experiencia y los conocimientos de los demás.
- • Respeto mutuo
  - • **Reconocer la experiencia**: Valorar la contribución única de cada profesional.

- **Gestión de conflictos**: abordar los desacuerdos abiertamente y buscar soluciones conjuntas.
- Formación continua conjunta
  - **Sesiones clínicas**: presentaciones de casos, actualizaciones sobre prácticas emergentes.
  - **Simulacros**: entrenamiento para situaciones de emergencia, refuerzo de la colaboración.
- Apoyo en caso de incidente
  - **Debriefings**: Discutir casos difíciles o acontecimientos adversos.
  - **Apoyo emocional**: reconocer el estrés y el agotamiento, ofrecer un oído atento.
- Reparto de responsabilidades
  - **Delegación**: saber cuándo y cómo delegar determinadas tareas o responsabilidades.
  - **Autonomía de la enfermera**: reconocer y apoyar las habilidades y la toma de decisiones de las enfermeras.
- Interdisciplinario
  - **Colaboración con otros profesionales**: farmacéuticos, trabajadores sociales, fisioterapeutas, etc.
  - **Reuniones multidisciplinares**: promover una visión holística del paciente.

Trabajar en sinergia con los médicos es un pilar fundamental para una atención óptima en el entorno de urgencias. Esto requiere una comunicación transparente, respeto mutuo y una voluntad compartida de aprender unos de otros. Cultivando estas relaciones, enfermeras y médicos no sólo pueden mejorar los cuidados prestados, sino también enriquecer su propia experiencia profesional.

• Sinergia con otras enfermeras

En un entorno tan agitado e impredecible como el servicio de urgencias, la cohesión y la colaboración entre enfermeras son esenciales. Esta sinergia mejora la calidad de los cuidados, optimiza los recursos y crea un ambiente de trabajo en el que cada miembro se siente valorado y apoyado.

- Habilidades complementarias
  - **Reconocer los puntos fuertes individuales**: Algunas enfermeras pueden tener habilidades o experiencia especializadas.
  - **Aprender unos de otros**: benefíciese de los conocimientos y consejos compartidos por colegas más experimentados.
- Comunicación abierta y transparente
  - **Intercambios regulares**: compartir información sobre los pacientes, los cambios en los protocolos o los retos encontrados.
  - **Retroalimentación constructiva**: Fomentar una cultura de retroalimentación para la mejora continua.
- Apoyo mutuo
  - **Cubrir durante los descansos**: Vigilar a los pacientes de sus colegas durante sus periodos de descanso.
  - **Ayudar en periodos de mucho trabajo**: acudir espontáneamente en ayuda de un colega con exceso de trabajo.
- Planificación y coordinación
  - **Reparto de tareas**: Divida las responsabilidades en función de las habilidades, las preferencias y el número de pacientes.
  - **Transiciones asistenciales**: Garantizar un traspaso claro durante los cambios de equipo.

- Desarrollo profesional
    - **Formación en grupo**: Organización de sesiones de aprendizaje conjuntas.
    - **Tutoría**: Las enfermeras con experiencia pueden guiar y aconsejar a las recién llegadas.
- Gestión de conflictos
    - **Resolución proactiva**: tratar los desacuerdos de forma abierta y respetuosa.
    - **Mediación**: Recurrir a un tercero, como un jefe de equipo, para ayudar a resolver los conflictos.
- Celebrando el éxito
    - **Reconocimiento mutuo**: felicitar a un compañero por un trabajo bien hecho.
    - **Actos de equipo**: Organice momentos de distensión para reforzar la cohesión.
- Bienestar y apoyo emocional
    - **Compartir emociones**: Hablar de casos difíciles o acontecimientos estresantes.
    - **Aliento mutuo**: Apoyarnos mutuamente en los momentos difíciles, recordarnos la importancia de cuidar de nosotros mismos.

La sinergia entre las enfermeras no sólo mejora la calidad de los cuidados, sino también la satisfacción profesional de todos los implicados. En el ajetreo de la atención de urgencias, esta solidaridad es el pegamento que mantiene al equipo unido, eficiente y resistente.

Comunicación con los pacientes y familias

• Compasión ante el dolor

El dolor, ya sea físico, emocional o psicológico, es una experiencia universal y profundamente humana. En el contexto de las urgencias, donde los pacientes suelen llegar en situaciones de angustia aguda, la compasión es una piedra angular de los cuidados de enfermería. Trasciende el simple acto médico para tocar la esencia de la humanidad del paciente.

- Comprender el dolor
  - **La complejidad del dolor**: reconocer que el dolor es subjetivo y puede estar influido por factores fisiológicos, psicológicos y sociales.
  - **Tipos de dolor**: Diferencie entre dolor agudo, crónico, neuropático, somático, etc.
- Escucha y validación
  - **Presencia atenta**: Prestar toda la atención al paciente cuando expresa dolor.
  - **Validar los sentimientos** : Reconocer y validar la experiencia del paciente sin juzgarle.
- Evaluación holística del dolor
  - **Escalas de dolor**: Utilice herramientas estandarizadas para evaluar la intensidad del dolor.
  - **Buscar las causas subyacentes**: Comprender los factores desencadenantes o agravantes.
- Intervenciones para el tratamiento del dolor
  - **Intervenciones farmacológicas**: fármacos analgésicos, antiinflamatorios y coadyuvantes.
  - **Intervenciones no farmacológicas**: técnicas de relajación, distracción, terapias manuales.
- El papel de la empatía
  - **Póngase en el lugar del paciente**: imagine lo que siente el paciente para poder adaptar su respuesta.
  - **Evitar el desgaste por compasión**: Tomar conciencia de sus propias emociones y saber cuándo pedir ayuda.

- Comunicación terapéutica
  - **Técnicas de entrevista**: hacer preguntas abiertas, reformular, utilizar el tacto adecuadamente.
  - **Gestionar las emociones fuertes**: Ofrezca apoyo cuando el paciente exprese ira, frustración o miedo.
- La dimensión espiritual y cultural del dolor
  - **Respeto a las creencias**: Comprender cómo la cultura o la espiritualidad pueden influir en la percepción del dolor.
  - **Adaptar los cuidados**: tener en cuenta las preferencias y creencias de los pacientes a la hora de prestar asistencia.
- Autocuidado y resiliencia
  - **Reconocer los signos de agotamiento**: fatiga, irritabilidad, desapego.
  - **Estrategias de preservación**: técnicas de relajación, supervisión, compartir experiencias con colegas.

La compasión ante el dolor es un delicado equilibrio entre el deseo de proporcionar alivio y la capacidad de permanecer emocionalmente estable. Para las enfermeras de urgencias, la capacidad de responder con compasión al dolor es esencial para proporcionar cuidados de calidad y preservar al mismo tiempo su propio bienestar.

• Controlar la ansiedad de los seres queridos

La angustia que sienten los familiares cuando acompañan a un paciente a urgencias es palpable y comprensible. Enfrentados a la incertidumbre, el miedo y a menudo la impotencia, estas emociones pueden interferir en los cuidados del paciente y en el bienestar del equipo sanitario. Controlar esta ansiedad es esencial no sólo para el bienestar de los seres queridos, sino también para el buen funcionamiento de la asistencia.

- Reconocimiento y validación
  - **Una cálida bienvenida**: Una primera impresión tranquilizadora puede calmar muchas ansiedades.
  - **Validar las emociones**: Reconocer y aceptar los sentimientos de los seres queridos sin juzgarlos.
- Comunicación transparente
  - **Actualizaciones periódicas**: Informe a familiares y amigos de las etapas del proceso de atención, aunque no haya cambiado nada significativo.
  - **Escucha activa**: Dar a los seres queridos la oportunidad de expresar sus preocupaciones y preguntas.
- Educación e información
  - **Explicaciones sencillas y claras**: utilice un lenguaje accesible para explicar los procedimientos o el estado del paciente.
  - **Material escrito**: Proporcione folletos o prospectos informativos sobre los procedimientos actuales o las patologías en cuestión.
- Espacio dedicado
  - **Sala de espera cómoda**: Un entorno tranquilo puede reducir la ansiedad.
  - **Salas de descanso**: Proporcionan zonas para descansar, recargar las pilas o tomarse un respiro del ruido y el bullicio.
- Profesionales dedicados
  - **Trabajadores sociales**: Para ofrecer apoyo psicosocial o recursos adaptados.
  - **Psicólogos**: intervenir en situaciones especialmente traumáticas.

- Gestión de situaciones conflictivas
  - **Técnicas de desescalada**: Aborde las situaciones tensas con calma y asertividad.
  - **Protocolos de seguridad**: saber cuándo y cómo llamar a seguridad o a la policía.
- Implicación en los cuidados
  - **Participación en los cuidados**: Permitir que los familiares participen, siempre que sea posible, en los cuidados básicos o el confort del paciente.
  - **Apoyo en la toma de decisiones**: Implique a los miembros de la familia en las discusiones sobre las opciones terapéuticas.
- Preparación para el alta o el traslado
  - **Explicaciones claras**: Informe a sus allegados de los próximos pasos, ya se trate de un traslado, una hospitalización o el alta.
  - **Coordinación con otros departamentos**: Garantizar una transición fluida a otros departamentos o instituciones.

Manejar la ansiedad de los familiares requiere una combinación de habilidades comunicativas, empatía y conocimientos técnicos. El reto para las enfermeras es encontrar este equilibrio, para garantizar que los familiares se sientan apoyados e informados, preservando al mismo tiempo la calidad y la eficacia de los cuidados prestados al paciente.

Capítulo 6

GESTIONAR EL ESTRÉS
Y
EVITAR
EL AGOTAMIENTO

Comprender fuentes de estrés en los servicios de urgencias

El servicio de urgencias es un entorno especialmente intenso, en el que a menudo hay que tomar decisiones con rapidez y las situaciones pueden cambiar en un instante. Comprender las fuentes de estrés específicas de este entorno es esencial si queremos gestionarlas con mayor eficacia y salvaguardar el bienestar de los profesionales sanitarios.

- Afluencia de pacientes
  - **Picos de actividad**: Ciertos periodos, como los fines de semana o las vacaciones, pueden registrar una afluencia masiva de pacientes.
  - **Largas esperas**: La presión de las salas de espera llenas y las largas esperas pueden ser agotadoras.
- Gravedad   de los casos
  - **Situaciones críticas**: Tratar a pacientes en situaciones de vida o muerte pone al personal en alerta constante.
  - **Decisiones con consecuencias de largo alcance**: Toda decisión, especialmente en el caso de pacientes críticos, puede tener implicaciones de largo alcance.
- Complejidad   de los casos
  - **Pacientes polipatológicos**: Manejar varios problemas médicos al mismo tiempo requiere una vigilancia extra.
  - **Falta de antecedentes**: El desconocimiento del historial médico de un paciente puede complicar el diagnóstico y el tratamiento.
- Factores emocionales
  - **Relaciones con los pacientes y sus familiares**: Las emociones de los familiares, el

miedo, la ansiedad o la ira pueden afectar al personal.

- **Situaciones traumáticas**: Ser testigo de sufrimiento, muerte o sucesos trágicos tiene un impacto emocional.
- Presiones logísticas
  - **Falta de recursos**: La escasez de equipos, camas o personal puede aumentar la presión.
  - **Rotación rápida**: La necesidad de liberar camas rápidamente para alojar a nuevos pacientes.
- Relaciones intersectoriales
  - **La colaboración con diferentes especialistas**: La necesidad de coordinarse con otros departamentos o médicos especialistas.
  - **Dinámica de equipo**: Las tensiones o desacuerdos dentro del equipo pueden ser fuentes de estrés.
- Equilibrio vida-trabajo
  - **Horarios de trabajo irregulares**: Los turnos de noche, las largas jornadas o las guardias pueden perturbar la vida personal.
  - **Carga mental**: Llevar el trabajo a casa, ya sea física o emocionalmente.
- Entorno físico
  - **Ruido y conmoción**: El constante ir y venir, las alarmas y la conmoción general pueden resultar agotadores.
  - **Exigencias físicas**: Estar de pie durante largos periodos, levantar pacientes, movimientos repetitivos.

Comprender estas fuentes de estrés es el primer paso para desarrollar estrategias de gestión y resiliencia. Al reconocer los retos específicos de los servicios de urgencias, los profesionales sanitarios pueden prepararse mejor, adaptarse y buscar el apoyo que necesitan para mantener una práctica saludable y sostenible.

Técnicas de relajación y descompresión

Después de pasar horas gestionando situaciones de emergencia, las enfermeras pueden sentir un alto nivel de tensión física y mental. Aprender a relajarse y descomprimirse es esencial para mantener su bienestar y su capacidad de proporcionar cuidados de calidad. He aquí algunas técnicas y métodos eficaces para fomentar la relajación y la descompresión:

- Respiración profunda
  - **Técnica 4-7-8**: Inhale por la nariz durante 4 segundos, mantenga la respiración durante 7 segundos y después exhale por la boca durante 8 segundos. Este método es excelente para calmar la mente rápidamente.
  - **Respiración abdominal**: Concéntrese en respirar con el abdomen y no con el pecho para conseguir la máxima relajación.
- Meditación y atención plena
  - **Meditación guiada**: Utilice aplicaciones o grabaciones para seguir una sesión de meditación.
  - **Conciencia plena**: Esté presente en el momento, observe sus sensaciones y pensamientos, sin juzgarlos.
- Ejercicio físico
  - **Yoga**: Las posturas y la respiración del yoga pueden ayudar a liberar la tensión muscular y calmar la mente.
  - **Caminar a paso ligero o hacer footing**: El ejercicio cardiovascular libera endorfinas, que son potentes analgésicos naturales.

- Técnicas de visualización
  - **Visualización guiada**: Imagínese en un lugar tranquilo, como una playa o un bosque, para escapar del ajetreo del momento.
  - **Visualización positiva**: Céntrese en resultados positivos y escenarios felices para levantar su estado de ánimo.
- Relajación muscular progresiva
  - Aprenda a tensar y soltar cada grupo muscular, empezando por los dedos de los pies y subiendo hasta la cabeza.
- Escritura reflexiva
  - **Diario de gratitud**: Escriba cada día tres cosas por las que se sienta agradecido.
  - **Diario de descompresión**: Anote sus experiencias, sentimientos y pensamientos para exteriorizarlos.
- Escuchar música
  - Elija melodías relajantes o sonidos de la naturaleza que le ayuden a relajarse. La música que le gusta también puede levantarle el ánimo.
- Técnicas de automasaje
  - **Masaje en el templo**: Ideal para aliviar los dolores de cabeza.
  - **Masaje de manos y muñecas**: Útil para enfermeras que realizan tareas manuales repetitivas.
- Pausas regulares
  - Tómese breves descansos para estirar el cuerpo, cerrar los ojos o simplemente respirar profundamente.
- Baños y duchas calientes
- El calor relaja los músculos y proporciona una sensación de bienestar.
- Terapias alternativas

- **Acupuntura**: Puede ayudar a aliviar el estrés y la tensión.
- **Aromaterapia**: El uso de aceites esenciales como la lavanda o la manzanilla puede tener un efecto calmante.

Lo importante es reconocer cuándo necesita descomprimirse y tomarse el tiempo necesario para hacerlo. Incorporar estas técnicas a su rutina diaria puede ayudarle a prevenir el agotamiento y mejorar su calidad de vida tanto en el trabajo como fuera de él.

Supervisión y apoyo entre colegas

El servicio de urgencias es un entorno en el que las situaciones estresantes e impredecibles son habituales. En este contexto, la supervisión y el apoyo entre colegas son cruciales para garantizar una atención de calidad al paciente y preservar al mismo tiempo la salud mental y emocional de los cuidadores.

- La importancia de la supervisión:
  - **Aprendizaje continuo**: La supervisión permite a las enfermeras menos experimentadas beneficiarse de los conocimientos y la experiencia de sus colegas más experimentadas.
  - **Mejorar la práctica**: La supervisión permite a los cuidadores ajustar y mejorar sus técnicas y enfoques clínicos.
  - **Prevención de errores**: Un segundo par de ojos o una segunda opinión pueden ayudar a prevenir errores médicos.
- El valor del apoyo mutuo:
  - **Emociones compartidas**: Compartir situaciones difíciles con los demás significa

que no tiene que cargar solo con el peso de sus emociones y responsabilidades.

- **Consejos prácticos**: Los colegas pueden ofrecer consejos o técnicas que se hayan probado en situaciones similares.
- **Cohesión del equipo**: Apoyarse mutuamente refuerza la solidaridad del equipo y fomenta una mejor colaboración.
- Disposiciones de supervisión:
  - **Reuniones periódicas**: Organice momentos dedicados a debatir las prácticas, los casos complejos y las dificultades encontradas.
  - **Observación en tiempo real**: las enfermeras experimentadas pueden observar y asesorar a sus colegas mientras realizan procedimientos técnicos.
- Cree un entorno de confianza:
  - **Comunicación abierta**: Anime a los miembros del equipo a compartir sus preocupaciones y preguntas sin miedo a ser juzgados.
  - **Respeto mutuo**: Valorar la contribución de cada miembro del equipo, sea cual sea su nivel de experiencia.
- Estrategias de apoyo emocional:
  - **Grupos de debate**: Organice sesiones en las que el equipo pueda hablar de sus sentimientos y emociones.
  - **Escucha activa**: Aprender a escuchar a los compañeros sin interrumpirles y darles espacio para que se expresen.
- Formación continua:
  - **Talleres**: Organización de talleres para compartir las mejores prácticas y los últimos avances en la atención de urgencias.

- **Retroalimentación constructiva**: Proporcionar una retroalimentación amable y constructiva para que todos puedan progresar.
- Bienestar del equipo:
  - **Actividades de relajación**: Organice actividades fuera del trabajo para reforzar la cohesión del equipo y permitir que todos se relajen.
  - **Sensibilizar sobre el agotamiento**: Estar alerta ante los signos de fatiga y agotamiento y fomentar el diálogo sobre el tema.

La supervisión y el apoyo entre colegas son esenciales para garantizar la calidad de los cuidados y preservar al mismo tiempo el bienestar de los cuidadores. En un entorno tan exigente como la atención de urgencias, cuidarse mutuamente no sólo es beneficioso, sino vital.

Capítulo 7

ÉTICA
Y
CONDUCTA
PROFESIONAL

Los principios de la ética médica

La ética médica guía el comportamiento de los profesionales sanitarios en su práctica diaria. Estos principios pretenden garantizar una asistencia de calidad, el respeto del paciente y la dignidad humana. Las emergencias, con su naturaleza impredecible y su ritmo acelerado, pueden poner a prueba la adhesión del equipo médico a estos principios. Sin embargo, es esencial respetarlos para preservar la confianza entre cuidadores y pacientes.

- Principio de autonomía:
    - **Respeto a la elección del paciente**: Los pacientes tienen derecho a decidir sobre su tratamiento tras haber sido debidamente informados.
    - **Consentimiento informado**: Antes de cualquier intervención o tratamiento, es esencial asegurarse de que el paciente ha comprendido y aceptado plenamente sus implicaciones.
- El principio de beneficencia:
    - **Actuar en el mejor interés del paciente**: Toda acción o decisión debe tomarse en el mejor interés del paciente para mejorar su estado o bienestar.
    - **Promoción de la salud**: Además de la atención de urgencia, debe asesorarse a los pacientes sobre las mejores prácticas para su salud a largo plazo.
- El principio de no maleficencia:
    - **No hacer daño**: Es vital evitar causar daños o perjuicios al paciente, incluso en el curso del tratamiento.
    - **Evaluación de riesgos y beneficios**: Antes de cualquier intervención, es necesario

sopesar los beneficios potenciales frente a los riesgos asociados.

- Principio de justicia:
  - **Trato justo**: Todo paciente tiene derecho al mismo nivel de atención, independientemente de su situación social, económica o étnica.
  - **Recursos limitados**: En un contexto de emergencia, en el que los recursos pueden ser limitados, es esencial distribuirlos equitativamente.
- Confidencialidad:
  - **Protección de datos**: Toda la información relativa al paciente debe mantenerse confidencial, salvo en circunstancias muy concretas.
  - **Compartir información**: La comunicación entre profesionales sanitarios en relación con un paciente debe respetar la intimidad de éste.
- Honestidad y verdad:
  - **Transparencia**: Los pacientes deben recibir información clara y honesta sobre su enfermedad, las opciones de tratamiento, los riesgos y el pronóstico.
  - **Reconocer los errores**: Si se comete un error, es responsabilidad del profesional sanitario admitirlo e informar al paciente.
- Profesionalidad:
  - **Formación continua**: Los profesionales sanitarios deben actualizar continuamente sus conocimientos y habilidades.
  - **Límites de competencia**: Es crucial reconocer los propios límites y pedir ayuda o redirigir al paciente si es necesario.
- Respeto por el individuo:
  - **Dignidad humana**: Todo paciente, independientemente de su estado o

circunstancias, merece respeto, empatía y consideración.

- **Sensibilidad cultural**: Es importante tener en cuenta las creencias, valores y costumbres de cada paciente.

La práctica médica en los servicios de urgencias es compleja, pero estos principios éticos proporcionan un marco sólido para sortear los retos y garantizar que cada decisión se toma en el mejor interés del paciente.

Dilemas comunes en urgencias

• Final de la vida y cuidados paliativos

En un servicio de urgencias, los profesionales se enfrentan a menudo a situaciones de vida o muerte y, en ocasiones, al manejo de pacientes terminales o moribundos. Aunque la atención de urgencias se centra principalmente en estabilizar y salvar la vida, es esencial comprender e integrar la filosofía de los cuidados paliativos en el manejo de estos pacientes.

- Comprender el final de la vida:
  - **Definición**: ¿Qué es el final de la vida? Reconocer los signos y síntomas que indican que un paciente está en fase terminal.
  - **Aceptación**: Para el personal, aceptar la finitud de la vida puede ser un reto, pero es esencial si quieren ofrecer una atención adecuada.
- Cuidados paliativos:
  - **Definición y objetivos**: Los cuidados paliativos pretenden mejorar la calidad de vida de los pacientes y sus familias ante las consecuencias de una enfermedad potencialmente mortal.

- **Control del dolor**: El control del dolor es fundamental en los cuidados paliativos para garantizar un confort óptimo del paciente.
- Comunicación con pacientes y familiares:
  - **Dar la mala noticia**: cómo afrontar un diagnóstico grave o un resultado desfavorable con empatía y compasión.
  - **Apoyo emocional**: Proporcionar un espacio para que los pacientes y sus familias expresen sus sentimientos, temores y preocupaciones.
- Decisiones médicas al final de la vida:
  - **Voluntades anticipadas**: conocer los deseos del paciente en relación con el tratamiento y las intervenciones al final de la vida.
  - **No reanimación**: Discutir y respetar la decisión del paciente de no intervenir en caso de parada cardiaca o respiratoria.
- Aspectos éticos:
  - **Respetar los deseos del paciente**: Incluso en una situación de emergencia, es esencial tener en cuenta los deseos del paciente al final de su vida.
  - **Limitar y detener los tratamientos**: Saber cuándo y cómo limitar o detener los tratamientos que ya no son beneficiosos.
- Apoyo psicológico:
  - **Duelo anticipado**: Reconocer y apoyar las emociones de los seres queridos que experimentan el duelo incluso antes de que el paciente fallezca.
  - **Duelo post-mortem**: Proporcionar recursos y apoyo a la familia tras la muerte de un ser querido.
- Apoyo al personal asistencial:
  - **Lidiando con el agotamiento emocional**: Las emergencias pueden ser estresantes, especialmente cuando se trata de

muertes. Encontrar maneras de lidiar con el estrés y el dolor es crucial.

- **Supervisión y debriefing**: Proporcionar oportunidades para discutir casos difíciles y las emociones asociadas.
- Trabajar con el equipo de cuidados paliativos:
    - **Consulta**: Busque la experiencia del equipo de cuidados paliativos para garantizar una atención óptima.
    - **Formación continua**: Formación regular sobre los principios de los cuidados paliativos y cómo integrarlos en el contexto de urgencias.

Atender a los pacientes al final de la vida en un servicio de urgencias requiere un enfoque multidimensional y centrado en el paciente que combine habilidades médicas, éticas e interpersonales. Al integrar los principios de los cuidados paliativos, el personal de urgencias puede ofrecer una atención respetuosa, digna y compasiva a estos pacientes y a sus familias.

• Tratar casos de violencia o abuso

En un servicio de urgencias, las enfermeras pueden enfrentarse a pacientes que han sido víctimas de violencia o abusos. Se trata de una situación delicada, que requiere un enfoque médico, psicológico y social específico. El objetivo es proteger al paciente, tratar sus lesiones y dirigirlo a los recursos adecuados.

- Reconocer los signos de violencia o abuso:
    - **Signos físicos**: Heridas, moratones, fracturas, quemaduras, que pueden indicar maltrato físico.
    - **Signos psicológicos**: Ansiedad, depresión, cambios de comportamiento, trastornos del

sueño, que pueden indicar abuso emocional o psicológico.

- **Signos de abuso sexual**: traumatismos genitales, infecciones de transmisión sexual, comportamiento sexual inapropiado para la edad.

- Planteamiento inicial:
  - **Crear un entorno seguro**: garantizar la confidencialidad y la privacidad del paciente.
  - **Escuchar con simpatía**: Dejar que los pacientes se expresen sin presiones, juicios ni prejuicios.

- Evaluación médica:
  - **Examen físico completo**: Identifique y documente todas las lesiones.
  - **Exámenes adicionales**: radiografías, análisis de sangre, muestras tomadas en casos de sospecha de abuso sexual.

- Atención psicológica:
  - **Evaluación del malestar psicológico**: Para determinar el nivel de estrés postraumático, ansiedad o depresión.
  - **Remisión a un psicólogo o psiquiatra**: Para un tratamiento especializado si es necesario.

- Protección del paciente:
  - **Denuncia**: Si se confirma o se sospecha fuertemente un abuso, puede ser necesario denunciarlo a las autoridades competentes.
  - **Seguridad**: Si el paciente está en peligro, considere la posibilidad de refugiarlo u hospitalizarlo.

- Apoyo social:
  - **Derivación a asociaciones especializadas**: Pueden ofrecer apoyo jurídico, psicológico y social.

- Asistencia en los trámites administrativos: presentación de denuncias, procedimientos judiciales, etc.
- Cuidados de larga duración:
  - **Seguimiento médico regular**: Para tratar las secuelas físicas y psicológicas.
  - **Terapias específicas**: Psicoterapia, grupos de discusión, para ayudar al paciente a superar el trauma.
- Formación y prevención:
  - **Sensibilización del personal**: formación periódica del personal de emergencias sobre cómo reconocer y tratar la violencia y los malos tratos.
  - **Campañas de prevención**: Participar en campañas de sensibilización para prevenir la violencia y los abusos en la comunidad.

Tratar a pacientes víctimas de violencia o abusos en los servicios de urgencias es un reto importante que requiere un enfoque integral y multidisciplinar. No sólo requiere competencias médicas, sino también una gran sensibilidad, una escucha activa y una estrecha colaboración con otros profesionales y organizaciones especializadas.

Capítulo 8

LA TECNOLOGÍA EN EL SERVICIO DE URGENCIAS

Herramientas avanzadas de diagnóstico

• Ecografía en el punto de atención

La ecografía en el punto de atención (POCUS) se ha convertido en una herramienta inestimable en el tratamiento de los pacientes en urgencias. Permite al personal de enfermería y a los médicos visualizar los órganos y estructuras internas de un paciente en tiempo real, lo que ofrece una ventaja diagnóstica inigualable para determinadas afecciones.

- Introducción a POCUS:
    - **Definición**: Entender qué es la POCUS y en qué se diferencia de las ecografías tradicionales.
    - **Ventajas**: rapidez, no invasividad, uso a pie de cama, mejora de la toma de decisiones clínicas.
- Fundamentos técnicos:
    - **Principios de los** ultrasonidos: Cómo funcionan los ultrasonidos y sus principios subyacentes.
    - **Manejo de la sonda**: Técnicas básicas para obtener una buena imagen.
    - **Interpretación de imágenes**: Reconocimiento de estructuras normales y patológicas.
- Aplicaciones clínicas actuales:
    - **Evaluación cardiaca**: Visualización del corazón para detectar anomalías como el taponamiento o la hipovolemia.
    - **Evaluación pulmonar**: busque derrames, neumotórax o signos de edema pulmonar agudo.
    - **Traumatología**: Evaluación rápida de hemorragias internas, especialmente en el

contexto de traumatismos abdominales o torácicos.

- **Evaluación abdominal**: Detección de ascitis, evaluación de la vesícula biliar, los riñones o la aorta abdominal.
- **Evaluación del vaso**: Identificación de trombosis venosa profunda o evaluación del estado de la circulación.
- Limitaciones y escollos:
  - **Reconocimiento de artefactos**: Comprensión de imágenes que pueden ser engañosas o malinterpretadas.
  - **Limitaciones del examen**: Sepa cuándo la POCUS no es la herramienta adecuada y cuándo se requieren otras modalidades de diagnóstico por imagen.
- Integración de la POCUS en el flujo de trabajo del servicio de urgencias:
  - **Cuándo utilizar la POCUS**: Identifique las situaciones en las que la POCUS resulta especialmente útil.
  - **Documentación y archivo**: Garantizar un seguimiento adecuado de los resultados y las interpretaciones.
- Formación y certificación:
  - **Programas de formación**: Dónde y cómo obtener formación en POCUS para emergencias.
  - **Certificación y habilidades**: Comprender las normas y los requisitos para practicar la POCUS de forma competente.
- Ética y legalidad:
  - **Consentimiento del paciente**: Asegúrese de que los pacientes comprenden el examen y dan su consentimiento.

- **Riesgos legales**: Comprender las implicaciones de una mala interpretación o un diagnóstico erróneo.

La integración de la POCUS en los servicios de urgencias ha revolucionado la forma en que los profesionales sanitarios evalúan y tratan a los pacientes. Proporciona una visión en tiempo real del estado interno del paciente, lo que resulta crucial en un entorno en el que cada segundo cuenta. Con la formación adecuada y un uso juicioso, la POCUS puede mejorar drásticamente la atención de urgencias.

• Monitores cardíacos y telecardiología

La monitorización cardiaca y la telecardiología son herramientas esenciales en el mundo de la medicina, que permiten evaluar el estado cardiaco de los pacientes en tiempo real y proporcionar una intervención rápida y adecuada, incluso a distancia. Los servicios de urgencias, en particular, se benefician de estas tecnologías para la gestión de los pacientes que sufren trastornos cardíacos.

- Introducción a los monitores cardíacos:
  - **Qué es un monitor cardiaco**: Comprender los principios básicos de la monitorización cardiaca.
  - **Objetivos de la monitorización**: Detectar arritmias, evaluar la función cardiaca, monitorizar después de una operación o tratamiento.
- Tecnologías de monitorización cardiaca:
  - **Electrocardiografía (ECG)**: Monitorización de la actividad eléctrica del corazón para detectar irregularidades.
  - **Pulsioximetría**: Medición de la saturación de oxígeno en la sangre.

- **Tensión arterial no invasiva (PNI)**: Control de la tensión arterial a intervalos regulares.
- Interpretación de los datos:
  - **Lectura de un ECG**: Identificación de las diferentes ondas y comprensión de su significado.
  - **Detección de arritmias**: Reconocimiento de ritmos normales y anormales.
  - **Respuesta a las alarmas**: Comprender los umbrales de alerta y saber cómo intervenir.
- Introducción a la telecardiología:
  - **Definición y retos**: Utilizar las tecnologías de la comunicación para proporcionar asistencia cardiaca a distancia.
  - **Aplicaciones**: Monitorización a distancia, interpretación remota de ECG, consultas virtuales con cardiólogos.
- Ventajas de la telecardiología:
  - **Mayor acceso a los especialistas**: para los pacientes de zonas remotas o desatendidas.
  - **Respuesta rápida**: Reducción del tiempo de espera para una interpretación o intervención.
  - **Monitorización continua**: los pacientes pueden ser monitorizados en casa, lo que reduce la necesidad de estancias hospitalarias prolongadas.
- Retos y preocupaciones:
  - **Fiabilidad de la tecnología**: Garantizar una transmisión de datos estable y segura.
  - **Formación**: Asegúrese de que el personal está formado en el uso de estas herramientas y puede integrarlas eficazmente en sus cuidados.
- Ética y confidencialidad:
  - **Protección de datos**: garantizar la seguridad de la información médica de los pacientes.

- **Consentimiento informado**: Garantizar que los pacientes entienden y consienten la telemonitorización.
- El futuro de la telecardiología:
  - **Innovaciones tecnológicas**: Mirando hacia el futuro se vislumbran avances que podrían transformar la forma en que controlamos y tratamos a los pacientes.
  - **Ampliación de los servicios**: Considere cómo podría ampliarse la telecardiología a otros campos médicos.

La combinación de monitorización cardiaca y telecardiología ofrece una oportunidad excepcional para mejorar la calidad de la atención cardiológica. En un mundo cada vez más conectado, estas herramientas permiten a los profesionales sanitarios estar en contacto permanente con el corazón de sus pacientes, tanto si están a su lado como a kilómetros de distancia.

Telemedicina y servicios de urgencia

En la era digital actual, la telemedicina se ha convertido en una herramienta esencial para mejorar la calidad y la eficacia de la atención médica. En el contexto de las emergencias, ofrece soluciones innovadoras para responder rápidamente a las crisis médicas y optimizar los recursos.

- Introducción a la telemedicina:
  - **Qué es la telemedicina**: definición, orígenes y principios fundamentales.
  - **Tipos de telemedicina**: telemonitorización, teleconsulta, teleexperiencia y teleasistencia.

- El valor de la telemedicina en las emergencias:
  - **Acceso a especialistas**: conexión en tiempo real con expertos, incluso en zonas remotas o desatendidas.
  - **Respuesta en tiempo real**: diagnóstico y toma de decisiones más rápidos en situaciones críticas.
  - **Optimización de los recursos**: Distribución eficaz de los pacientes, evitando cuellos de botella innecesarios.
- Implantación de la telemedicina en los servicios de urgencias:
  - **Equipamiento necesario**: Infraestructura técnica, software y equipo de comunicaciones.
  - **Protocolos de gestión**: Desarrollo de procedimientos claros para el uso de la telemedicina.
  - **Formación del personal**: Asegúrese de que el equipo de urgencias es competente y se siente cómodo con las herramientas de telemedicina.
- Ejemplos prácticos y estudios de casos:
  - **Accidentes cerebrovasculares (ACV)**: Uso de la telemedicina para una consulta rápida con un neurólogo especialista.
  - **Traumatismos y lesiones**: evaluación a distancia para determinar el nivel de cuidados necesario.
  - **Situaciones rurales y aisladas**: enlace con los grandes centros médicos para situaciones complejas o graves.
- Retos y preocupaciones de la telemedicina en emergencias:
  - **Fiabilidad de la tecnología**: Garantizar unas comunicaciones estables y de alta calidad.

- **Confidencialidad y seguridad**: protección de los datos médicos y respeto de la intimidad del paciente.
- **Cuestiones legales y responsabilidad**: Aclaración de responsabilidades en telemedicina.
- Ética y telemedicina:
  - **Consentimiento informado**: Garantizar que los pacientes entienden y aceptan la teleconsulta.
  - **Calidad de la atención**: mantener un alto nivel y garantizar la equidad en el acceso.
- El futuro de la telemedicina en emergencias:
  - **Innovaciones tecnológicas**: avances futuros y su impacto en los servicios de urgencias.
  - **Integración en los sistemas sanitarios**: reflexiones sobre cómo la telemedicina podría remodelar todo el panorama médico.

Los servicios de urgencias son, por su propia naturaleza, lugares en los que cada segundo cuenta. La telemedicina ofrece la oportunidad de aprovechar al máximo esos preciosos segundos, conectando a los pacientes con los profesionales sanitarios con una eficacia y rapidez sin precedentes. A medida que la tecnología sigue evolucionando, es esencial que los profesionales de urgencias estén a la vanguardia de estos cambios, garantizando la mejor atención posible a quienes más la necesitan.

Sistemas de información y gestión de pacientes

Los sistemas de información (SI) han revolucionado la forma en que los centros sanitarios gestionan y procesan los datos de los pacientes. En un entorno de emergencia, estos sistemas son aún más cruciales, ya que ofrecen soluciones para optimizar la atención al paciente, garantizar la continuidad asistencial y mejorar la eficacia operativa.

- Introducción a los sistemas de información:
  - **Definición y papel de la** SI: Comprender la importancia de la SI en el mundo médico moderno.
  - **Historia**: Evolución de la SI desde la documentación en papel hasta las plataformas digitales avanzadas.
- Los beneficios de la SI en los servicios de urgencias:
  - **Acceso rápido a los historiales médicos**: recuperación instantánea del historial médico, alergias, tratamientos actuales, etc.
  - **Coordinación asistencial**: Mejora de la comunicación entre los profesionales sanitarios para una atención integrada.
  - **Seguimiento en tiempo real**: Control de las camas disponibles, de los horarios de intervención y de los niveles de medicación.
- Componentes clave de la SI de emergencia:
  - **Historia clínica electrónica (H C E)** : Almacenamiento digital de la información médica de los pacientes.
  - Sistemas de gestión de ingresos, altas y traslados (ADT): Seguimiento del recorrido del paciente por el hospital.
  - **Herramientas de triaje y evaluación**: Ayudan a priorizar los casos según su gravedad.
- Interconectividad e integración:
  - **Interoperabilidad**: Capacidad de los sistemas para intercambiar y utilizar información de forma transparente.

- **Integración con otros departamentos**: Facilitar la comunicación con radiología, laboratorios, etc.
- **Conexión con otros establecimientos**: intercambio de información para traslados o consultas especializadas.
- Seguridad y confidencialidad:
    - **Protección de datos**: Medidas para asegurar la información sensible.
    - **Confidencialidad del paciente**: Garantizar el cumplimiento de la normativa sobre privacidad y datos médicos.
    - **Copia de seguridad y recuperación**: Protocolos en caso de fallo del sistema o catástrofe.
- Formación y adaptación del personal:
    - **Formación continua**: Asegúrese de que el equipo está al día de las nuevas funciones y actualizaciones.
    - **Adopción de la tecnología**: vencer la resistencia y fomentar el uso óptimo de los SI.
    - **Asistencia técnica**: Dispondrá de ayuda si tiene algún problema o pregunta.
- El futuro de la SI en los servicios de urgencias:
    - **Inteligencia artificial y análisis predictivo**: Predecir tendencias, como la afluencia de pacientes, utilizando datos históricos.
    - **Telemedicina integrada**: Conexión directa con especialistas remotos a través de la SI.
    - **Portales de pacientes**: Permiten a los pacientes acceder a su propia información médica y comunicarse con el personal médico.

Los sistemas de información son, por tanto, el corazón palpitante de los servicios de urgencias modernos, ya que desempeñan un papel crucial en la coordinación, la eficacia y la calidad de la atención. Al integrar la tecnología en los procedimientos de emergencia, los centros pueden garantizar una atención más rápida, segura y personalizada para cada paciente.

Capítulo 9

CUESTIONES INTERCULTURALES Y DIVERSIDAD

Comprender y respetar diversidad cultural

En un mundo cada vez más interconectado y unas sociedades cada vez más diversas, los servicios de urgencias suelen ser el punto de encuentro de muchas culturas. Atender a pacientes de orígenes culturales diversos requiere una comprensión profunda y un respeto genuino por sus creencias, prácticas y necesidades.

- La diversidad cultural: una realidad omnipresente:
  - **Definir la diversidad cultural**: Entender qué significa "cultura" y cómo influye en nuestro comportamiento y nuestras percepciones.
  - **La importancia de la diversidad en el contexto médico**: cómo pueden influir las diferencias culturales en la percepción del dolor, la enfermedad y la muerte.
- Retos relacionados con la diversidad cultural en los servicios de urgencias:
  - **Barreras lingüísticas:** dificultades de comunicación y riesgos de malentendidos.
  - **Creencias y prácticas médicas tradicionales**: cómo pueden entrar en conflicto con la medicina occidental o complementarla.
  - **Conceptos de pudor e intimidad**: diferentes normas que pueden influir en la comodidad del paciente durante los exámenes físicos.
- Estrategias para una gestión adecuada:
  - **Formación intercultural para el personal**: Sensibilizar y formar al personal sobre las diferentes culturas y los retos potenciales.
  - **Intérpretes médicos**: su papel crucial para facilitar la comunicación.

- **Material informativo multilingüe**: garantizar que los pacientes y sus familias entienden los procedimientos, derechos y responsabilidades.
- Respeto de los ritos y creencias religiosas:
  - **La importancia de lo espiritual en la atención médica**: Comprender los rituales que rodean la enfermedad, la muerte y la curación.
  - **Disposiciones prácticas**: Adaptar los procedimientos médicos para cumplir con las prohibiciones u obligaciones religiosas.
- Tener en cuenta la dimensión cultural en la ética médica:
  - **Consentimiento informado**: asegurarse de que se da respetando las creencias culturales.
  - **Final de la vida**: Respetar los deseos y creencias en torno a la muerte y el morir.
  - **Relación con la familia**: En algunas culturas, la familia desempeña un papel central en las decisiones médicas.
- Fomentar la confianza y el respeto mutuo:
  - **Escucha activa**: Valorar las preocupaciones y necesidades del paciente.
  - **Empatía**: Ponerse en el lugar del paciente para comprender mejor sus sentimientos y preocupaciones.
  - **Retroalimentación**: Solicite regularmente retroalimentación para mejorar continuamente la atención.
- El futuro urgente   de la diversidad cultural:
  - **Tendencias demográficas**: poblaciones cambiantes y necesidad de adaptar constantemente los servicios.
  - **Investigación y estudios de casos**: La importancia de estudiar la diversidad cultural para optimizar los protocolos de gestión.

Los servicios de urgencias, por su propia naturaleza, deben estar dispuestos a acoger a todo el mundo, sin discriminación. Reconocer, comprender y respetar la diversidad cultural no es simplemente una obligación moral o ética, es una necesidad para ofrecer una atención de calidad y garantizar la seguridad y el bienestar de los pacientes. Es abrazando esta diversidad como los profesionales sanitarios pueden ofrecer una atención holística, caracterizada por el respeto y la humanidad.

Comunicación intercultural: retos y técnicas

El servicio de urgencias, a menudo comparado con una puerta de entrada al sistema sanitario, es un lugar en el que los profesionales sanitarios se encuentran con una diversidad de pacientes de distintos orígenes culturales. En este contexto, la comunicación intercultural se convierte en una habilidad esencial para proporcionar una asistencia de calidad. Este capítulo pretende explorar los retos asociados a la comunicación intercultural y presentar técnicas para superarlos.

- Comprender la comunicación intercultural:
    - **Qué es la comunicación intercultural**: exploración del concepto y su importancia en el contexto médico.
    - **La dimensión cultural de la comunicación**: cómo influye la cultura en nuestra forma de comunicarnos, nuestras expectativas y nuestras interpretaciones.
- Los grandes retos de la comunicación intercultural:
    - **Barreras lingüísticas**: Los errores de traducción e interpretación pueden tener graves consecuencias en medicina.

- **Diferencias en las expresiones no verbales**: Los gestos, el contacto visual y la proximidad pueden tener significados diferentes en las distintas culturas.
- **Diferencias en los sistemas de valores y creencias**: Cómo influyen en la comunicación las concepciones culturales de la salud, la enfermedad y la medicina.
- Técnicas para mejorar la comunicación intercultural:
  - **Utilice intérpretes médicos**: No sólo para la traducción literal, sino también para ayudar a navegar por los matices culturales.
  - **Escucha activa**: Muestre empatía, haga preguntas abiertas y reformule para asegurarse de que ha entendido.
  - **Validación**: Asegúrese de que el paciente ha comprendido la información facilitada.
  - **Uso de material visual**: Las imágenes y los diagramas pueden trascender las barreras lingüísticas.
- Formación y sensibilización:
  - **Programas de formación en comunicación intercultural**: dotar a los profesionales sanitarios de las herramientas necesarias para desenvolverse con eficacia en un entorno multicultural.
  - **Estudios de casos**: analizar situaciones reales para aprender lecciones y mejorar las prácticas.
- La importancia de la retroalimentación:
  - **Evaluación periódica**: Recoger las opiniones de pacientes y familiares para mejorar continuamente la comunicación.
  - **Supervisión y apoyo entre colegas**: compartir experiencias, éxitos y retos para aprender unos de otros.

- Construir un entorno propicio a la comunicación intercultural:
  - **Visualización multilingüe**: garantizar que la información esencial esté disponible en las principales lenguas habladas por los pacientes.
  - **Fomentar la diversidad entre el personal**: contratar personal de diferentes culturas puede facilitar la comunicación y la relación con los pacientes.
- El futuro de la comunicación intercultural:
  - **Tecnologías y herramientas**: El creciente uso de la telemedicina, las aplicaciones de traducción y otras innovaciones tecnológicas para mejorar la comunicación.
  - **Investigación y desarrollo**: La importancia de la investigación en comunicación intercultural para adaptar las prácticas a los cambios socioculturales.

La comunicación intercultural es una habilidad esencial en el mundo médico moderno, especialmente en un entorno tan diverso como los servicios de urgencias. Requiere una escucha atenta, una mente abierta y una voluntad constante de aprender y adaptarse. En última instancia, una comunicación eficaz es la base de una atención médica de calidad, que garantice la seguridad, el respeto y la dignidad de cada paciente.

Aspectos específicos de la atención a las poblaciones vulnerables

Los servicios de urgencias desempeñan un papel esencial en la atención a las poblaciones vulnerables. Ya se trate de personas sin hogar, refugiados, ancianos, niños, personas con discapacidad u otros grupos de riesgo, la atención a estos pacientes presenta retos únicos y requiere una sensibilidad y una formación especiales. En este capítulo se detallan los pormenores de esta atención.

- Reconocer la vulnerabilidad:
    - **Definición y tipos de vulnerabilidad**: Comprender las múltiples facetas de la vulnerabilidad.
    - **Factores de riesgo asociados**: Sociales, económicos, fisiológicos y psicológicos.
- Las poblaciones vulnerables y sus necesidades específicas:
    - **Personas sin hogar**: los retos del acceso a la asistencia, los problemas de salud específicos y la coordinación de la asistencia.
    - **Refugiados y solicitantes de asilo**: Trauma, barreras lingüísticas y culturales, y la importancia de una atención holística.
    - **Los ancianos**: fragilidad, polipatología y la necesidad de una evaluación integral.
    - **Niños**: Atención pediátrica, problemas de comunicación y necesidades psicosociales.
    - **Personas con discapacidad**: adaptar los cuidados a sus necesidades, garantizar la accesibilidad y una comunicación adecuada.
- Comunicación apropiada y empática:
    - **Técnicas de comunicación específicas**: Adaptación según el tipo de vulnerabilidad.
    - **Establecer la confianza**: la importancia de crear un entorno seguro para estos pacientes.
- Enfoque multidisciplinar:
    - **Coordinación de la atención**: Garantizar la continuidad de la atención con otros departamentos y especialidades.
    - **Trabajo en red**: integración de trabajadores sociales, psicólogos y otros profesionales para proporcionar una atención integral.

- Ética médica y poblaciones vulnerables:
  - **Consentimiento informado**: Garantizar que los pacientes entienden los procedimientos respetando su autonomía.
  - **Confidencialidad**: Preservar la dignidad y la intimidad, especialmente en situaciones vulnerables.
- Formación para atender a las poblaciones vulnerables:
  - **Programas de sensibilización**: Educar al personal sobre los retos específicos asociados a estas poblaciones.
  - **Ejercicios y estudios de casos**: Permitir a los profesionales sanitarios practicar en un entorno controlado.
- Estrategias de prevención y orientación:
  - **Detección precoz**: Identifique los signos de vulnerabilidad en cuanto llegue a urgencias.
  - **Derivar a los pacientes a los centros adecuados**: Garantizar una atención adecuada tras el alta de urgencias.
- El futuro de la atención a las poblaciones vulnerables:
  - **Innovación y buenas prácticas**: investigar y adoptar nuevos métodos para mejorar la atención.
  - **Políticas de salud pública**: La importancia de un enfoque global para satisfacer las necesidades de las poblaciones vulnerables.

La atención a las poblaciones vulnerables en los servicios de urgencias requiere un enfoque humanista, una formación específica y una estrecha colaboración entre los distintos profesionales. Es reconociendo estas especificidades y actuando de forma proactiva como los servicios de urgencias pueden responder realmente a las necesidades de estos pacientes y garantizar la calidad y la dignidad de la asistencia.

Capítulo 10

GESTIÓN DE CATÁSTROFES Y SITUACIONES EXCEPCIONALES

Principios básicos medicina de catástrofes

La medicina de catástrofes se erige como un faro en el tumultuoso océano de las situaciones extremas, iluminando el camino a seguir por los profesionales sanitarios cuando la norma se desvanece ante la magnitud del suceso. Nacida de la necesidad de responder con eficacia a las grandes crisis, ya sean causadas por catástrofes naturales, actos de terrorismo o pandemias, esta especialidad médica se basa en principios fundamentales para gestionar lo inesperado.

En el corazón de la medicina de catástrofes se encuentra el concepto de triaje, un proceso riguroso para priorizar la atención. En un contexto en el que los recursos son limitados y la demanda exponencial, el triaje se convierte en un arte. Consiste en determinar rápidamente cuáles de los heridos o enfermos requieren atención inmediata y cuáles pueden esperar, con el fin de salvar el mayor número de vidas posible. Esta decisión, aunque difícil, es esencial para maximizar la eficacia de la respuesta médica.

Pero más allá del triaje, la medicina de catástrofes también se basa en una sólida organización y coordinación. Los equipos médicos tienen que funcionar como una orquesta sincronizada, en la que cada miembro conozca perfectamente su papel, pero que también sea capaz de adaptarse a lo inesperado. Porque ésa es otra característica de la medicina de catástrofes: la incertidumbre es una constante, y la capacidad de adaptación se convierte en una habilidad inestimable.

La logística también desempeña un papel clave. El rápido establecimiento de campamentos médicos de emergencia, el suministro de equipos y medicinas y la coordinación con otras agencias y organizaciones constituyen los cimientos sobre los que se construye la respuesta médica.

Por último, no hay que descuidar el aspecto psicológico. Las víctimas de las catástrofes, así como las personas implicadas, pueden verse profundamente afectadas por el suceso. Tratar el trauma psicológico, apoyar y acompañar a las personas, es tan crucial como la atención física.

La complejidad y la importancia de la medicina de catástrofes es un recordatorio de que, en los momentos más oscuros, es un enfoque estructurado, reflexivo y humano el que puede marcar la diferencia y aportar un rayo de esperanza en medio del caos.

Emergencias en situaciones de crisis: atentados, catástrofes naturales...

Ante lo repentino y la magnitud de las situaciones de crisis, ya sean atentados o catástrofes naturales, el mundo de los servicios de emergencia se sumerge en un torbellino de actividad frenética, reflejo de la urgencia de la situación. Estos acontecimientos extraordinarios exigen una capacidad de adaptación y respuesta rápidas, preservando al mismo tiempo la calidad y la seguridad de la asistencia.

En el caos de los atentados terroristas, con sus explosiones y múltiples víctimas, o la devastación causada por catástrofes naturales como terremotos, inundaciones o huracanes, los servicios de emergencia son los primeros en primera línea. La naturaleza imprevisible de estos acontecimientos pone a prueba la preparación, la capacidad de recuperación y la rapidez de respuesta de los equipos médicos.

El mayor reto para los servicios de emergencia es gestionar el gran número de víctimas en un espacio de tiempo muy corto. Cada segundo cuenta y el triaje se está convirtiendo en un elemento central de la atención. Los heridos graves, que requieren una intervención inmediata, se separan de aquellos cuyo estado es menos crítico, maximizando así las posibilidades de supervivencia del mayor número posible.

Pero más allá de la atención médica inmediata, estas situaciones de crisis revelan otras cuestiones igual de cruciales. La comunicación, tanto interna entre los profesionales sanitarios como externa con el público, es esencial para difundir información clara, gestionar las expectativas y evitar el pánico. Al mismo tiempo, la coordinación con otros servicios de emergencia, ya sean locales o internacionales, es vital para garantizar una respuesta coherente y eficaz.

La dimensión psicológica de estas crisis no puede subestimarse. Las víctimas y sus familias, así como las personas implicadas, pueden verse profundamente afectadas por la gravedad y la brutalidad de estos acontecimientos. Ofrecer apoyo psicológico, reconocer los signos de estrés postraumático y garantizar un seguimiento a largo plazo son elementos clave para ayudar a todos a superar estas ordalías.

En última instancia, aunque estas situaciones de crisis ponen de manifiesto la vulnerabilidad de nuestra sociedad ante los grandes acontecimientos, también revelan la fuerza, la determinación y la solidaridad de los equipos médicos. Estos profesionales, a menudo arriesgando sus propias vidas, se esfuerzan por proporcionar consuelo y cuidados en condiciones extremas, encarnando la inquebrantable dedicación de la vocación médica.

Preparación y formación específica para estas situaciones

La preparación para situaciones de crisis es una búsqueda continua, en la encrucijada de la ciencia, la experiencia y la estrategia. En vísperas de un acontecimiento trágico, cada segundo, cada decisión y cada acción cuentan, y ahí es donde reside el valor inestimable de la formación específica para estas situaciones.

Para los profesionales sanitarios, la formación no consiste únicamente en adquirir habilidades médicas. Abarca una amplia gama de conocimientos que, combinados, forman un enfoque holístico y eficaz de la gestión de crisis.

Simulación y escenarios prácticos: La simulación médica es una valiosa herramienta que ofrece a los profesionales sanitarios la oportunidad de practicar situaciones de emergencia en un entorno controlado. Utilizando escenarios realistas, pueden desarrollar y perfeccionar sus habilidades, aprender a trabajar en equipo y tomar decisiones bajo presión.

Triaje y gestión de masas: Las situaciones de crisis suelen requerir que un gran número de heridos sean triados rápidamente. La formación específica enseña cómo evaluar eficazmente el estado de una persona, determinar el nivel de cuidados necesarios y priorizar las intervenciones.

Comunicación de crisis: Los equipos médicos deben aprender a comunicarse eficazmente no sólo entre sí, sino también con las víctimas, sus familias y los medios de comunicación. Una comunicación clara y eficaz puede reducir la confusión, el miedo y el caos.

Gestión del estrés y apoyo psicológico: Dada la gravedad y la presión inherentes a estos sucesos, es crucial que el personal de emergencias esté formado para reconocer y gestionar su propio estrés, al tiempo que ofrece apoyo psicológico a las víctimas.

Protocolos y equipos específicos: Las situaciones de crisis pueden requerir el uso de equipos o protocolos específicos, desde botiquines de primeros auxilios en caso de ataque químico hasta procedimientos especiales para las víctimas de derrumbamientos.

Colaboración interdisciplinar: Las situaciones de crisis requieren una respuesta coordinada en la que participen no sólo los servicios médicos, sino también los servicios de emergencia, la policía, los bomberos y otras organizaciones. Por lo tanto, es esencial la formación en colaboración interdisciplinar.

La formación para estas situaciones específicas es un compromiso continuo. Los protocolos evolucionan, surgen nuevos métodos y las lecciones aprendidas de sucesos pasados configuran los enfoques futuros. Al invertir en esta formación, estamos forjando una fuerza resistente, curtida y preparada para responder, capaz de hacer frente a la adversidad con habilidad y compasión.

Capítulo 11

INVESTIGACIÓN CLÍNICA EN SITUACIONES DE EMERGENCIA

La importancia de la investigación en situaciones de emergencia

La investigación en urgencias no es simplemente una rama académica de la medicina; es el pilar que guía y da forma a la forma en que se presta la atención de urgencias, mejorando continuamente la calidad, la eficacia y la innovación de las intervenciones. Esta investigación, al sumergirse en el análisis y el estudio de las situaciones de emergencia, las enfermedades y los tratamientos, se convierte en una palanca esencial para salvar más vidas y mejorar los resultados de los pacientes.

Comprensión para un mejor tratamiento: Cada situación de emergencia es única, pero pueden surgir patrones y tendencias mediante un estudio en profundidad. Al documentar y analizar estos casos, los investigadores pueden desarrollar protocolos más eficaces, perfeccionar las técnicas existentes o incluso descubrir nuevos enfoques terapéuticos.

Evaluación de protocolos: Los protocolos médicos no están grabados en piedra. Necesitan ser evaluados y revisados continuamente. La investigación proporciona un marco para probar la eficacia de estos protocolos, garantizar que se basan en pruebas sólidas y adaptarlos a nuevos descubrimientos o contextos cambiantes.

Innovación tecnológica: La tecnología desempeña un papel cada vez más importante en la medicina de urgencias. Ya sea a través de nuevos equipos de diagnóstico, herramientas de telemedicina o sistemas de información avanzados, la investigación es esencial para evaluar, mejorar e integrar estas innovaciones en la práctica diaria.

Formación y educación: Gracias a la investigación, la formación de los profesionales sanitarios puede basarse en pruebas, lo que garantiza que las enfermeras y los médicos se formen en las técnicas más eficaces y actualizadas.

Responder a las grandes crisis: En situaciones como pandemias, atentados terroristas o catástrofes naturales, la investigación en tiempo real se convierte en algo vital. Nos permite comprender la situación, desarrollar intervenciones adecuadas y compartir rápidamente estos conocimientos con la comunidad médica mundial.

Promover la ética médica: la investigación en contextos de emergencia también ayuda a definir y reafirmar los principios éticos en situaciones complejas en las que hay que tomar decisiones con rapidez.

Anticiparse a los retos del futuro: La medicina de urgencias, como todas las disciplinas médicas, evoluciona. La investigación nos ayuda a anticiparnos a los retos futuros, ya sean nuevas enfermedades, cambios demográficos o evoluciones de la sociedad.

La investigación en medicina de urgencias es el faro que ilumina el camino de la medicina de urgencias. Garantiza que cada acción, cada decisión, cada tratamiento sea fruto de un conocimiento profundo, una evaluación rigurosa y un deseo constante de mejorar y perfeccionar la atención al paciente. En medio del tumulto y la urgencia, es esta investigación la que ofrece la serenidad de una acción informada.

Participar en un ensayo clínico: funciones y responsabilidades

Participar en un ensayo clínico es un paso crucial en el desarrollo de nuevos fármacos, tratamientos y enfoques médicos. Estos ensayos desempeñan un papel fundamental a la hora de ampliar nuestros conocimientos médicos y garantizar que los tratamientos sean seguros y eficaces. Pero detrás de la ciencia y las estadísticas hay una infraestructura humana, formada por investigadores, pacientes y muchos otros actores, cada uno con funciones y responsabilidades bien definidas.

Los investigadores :
Responsabilidades :
- Diseñe el estudio definiendo claramente los objetivos, los criterios de inclusión y exclusión y la metodología.
- Obtener la aprobación ética para garantizar que el ensayo cumple las normas éticas y legales.
- Supervise el estudio para asegurarse de que se desarrolla según lo previsto y ajústelo si es necesario.
- Analizar los datos para extraer conclusiones objetivas.

Funciones :
- Proporcionar atención médica adecuada a los participantes.
- Informar a los participantes de forma clara y transparente sobre los riesgos, los beneficios, la realización del ensayo y cualquier otra información relevante.
- Garantizar la confidencialidad de los datos de los participantes.

Los participantes:
Responsabilidades :
- Proporcionar información precisa sobre su salud, historial médico y cualquier otro factor relevante para el estudio.
- Siga escrupulosamente las instrucciones dadas por los investigadores.
- Informe de cualquier anomalía o efecto secundario observado.
- Comprometerse a participar en el estudio durante toda su duración, excepto en caso de contraindicación médica u otras razones válidas.

Funciones :
- Desempeñe un papel activo haciendo preguntas e intentando comprender todos los aspectos del juicio.
- Participar voluntariamente, sabiendo que pueden retirarse en cualquier momento sin sufrir consecuencias negativas.
- Contribuir al avance de la ciencia médica aportando datos valiosos para el ensayo.

El comité de ética :
Responsabilidades :
- Evalúe el ensayo clínico para asegurarse de que es ética y legalmente aceptable.
- Supervisar el ensayo para garantizar que se mantienen las normas éticas en todo momento.
- Intervenir si se detectan problemas éticos.

Funciones :
- Actuar como guardián de las normas éticas en la investigación médica.
- Proporcionar conocimientos de ética médica a investigadores y participantes.

Un ensayo clínico es una asociación compleja entre investigadores, participantes y comités de ética. Cada actor tiene funciones y responsabilidades específicas que, cuando se respetan, garantizan la realización ética de la investigación y la producción de datos de alta calidad que pueden transformar y mejorar el panorama médico para todos.

Avances recientes
gracias a la investigación de emergencia

La medicina de urgencias, como campo dinámico y en constante evolución, ha experimentado muchos avances en los últimos años gracias a la investigación. Estos avances han permitido mejorar la calidad de la atención, acelerar las intervenciones y ofrecer soluciones más eficaces a los pacientes. He aquí un resumen de los avances más significativos de la investigación en urgencias:

- **Mejores herramientas de triaje**: Se han desarrollado algoritmos más sofisticados y basados en pruebas para evaluar rápidamente la gravedad de los pacientes a su llegada, lo que permite una atención más rápida y adecuada.
- **Nuevos biomarcadores**: El descubrimiento de nuevos biomarcadores, como los que pueden detectar más rápidamente un infarto de miocardio, ha revolucionado la forma de evaluar y tratar determinados casos.
- **Telemedicina**: Las tecnologías de telemedicina han adquirido un papel protagonista, sobre todo en el diagnóstico y la consulta a distancia, haciendo más accesible la asistencia, especialmente en zonas remotas.
- **Simulación médica**: El uso de maniquíes de simulación de alta fidelidad permite a los profesionales sanitarios de urgencias entrenarse para gestionar situaciones complejas, aumentando sus

habilidades y su confianza en situaciones de la vida real.

- **Ecografía en el punto de atención**: La ecografía portátil se ha convertido en una herramienta esencial para los médicos de urgencias, ya que permite un diagnóstico rápido en situaciones en las que cada segundo cuenta.
- **Tratamientos más eficaces del ictus**: Gracias a la investigación, se han introducido protocolos mejorados para el tratamiento rápido del ictus, reduciendo el daño cerebral y mejorando los resultados para los pacientes.
- **Estrategias para reducir la saturación**: se han desarrollado nuevos métodos para gestionar la saturación de los servicios de urgencias, mejorando el flujo de pacientes y reduciendo los tiempos de espera.
- **Tratamiento del dolor**: Gracias a la investigación en los servicios de urgencias se han propuesto nuevos enfoques para el tratamiento del dolor agudo y crónico, con especial atención a la reducción de los opiáceos.
- **Intervención en crisis** psiquiátricas: Se han desarrollado mejores métodos de evaluación e intervención para pacientes en crisis psiquiátricas, lo que garantiza una atención más segura y humana.
- **Gestión de la parada cardiaca**: La investigación también ha ayudado a optimizar las técnicas y protocolos de reanimación, mejorando las posibilidades de supervivencia y los resultados a largo plazo.

La investigación en medicina de urgencias ha sido la fuerza motriz de muchos avances que han dado forma a la práctica moderna, haciendo que la atención sea más eficaz, rápida y centrada en el paciente. Gracias a estos avances, los profesionales sanitarios están mejor equipados para afrontar los retos únicos del vertiginoso mundo de la medicina de urgencias, y los pacientes se benefician de una atención de mayor calidad. Por lo tanto, la investigación continua es esencial si queremos seguir mejorando e innovando en este ámbito crucial de la medicina.

Capítulo 12

PREVENCIÓN
Y
EDUCACIÓN

El papel de la enfermera en la prevención

Las enfermeras son mucho más que meras proveedoras de cuidados médicos. Su papel se extiende también a la prevención, un elemento clave de la salud pública. La prevención es uno de los pilares de la medicina moderna, ya que no sólo pretende tratar la enfermedad, sino sobre todo evitar que se desarrolle en primer lugar. He aquí cómo las enfermeras desempeñan un papel central en este ámbito:

- **Educación y concienciación**: las enfermeras suelen ser el primer punto de contacto del paciente cuando se trata de cuestiones de salud. Como tales, informan a los pacientes sobre las mejores prácticas a adoptar para prevenir enfermedades: una dieta equilibrada, actividad física regular, dejar de fumar, etc.
- **Vacunación**: las enfermeras desempeñan un papel clave en la vacunación, no sólo administrando las vacunas, sino también concienciando sobre su importancia y respondiendo a las preocupaciones de los pacientes.
- **Detección precoz**: Gracias a sus habilidades clínicas, las enfermeras pueden identificar los primeros signos de ciertas patologías. A continuación, remiten a los pacientes a exámenes más profundos si es necesario.
- **Asesoramiento sobre salud sexual**: Las enfermeras también pueden desempeñar un papel esencial en la prevención de las enfermedades de transmisión sexual, asesorando sobre prácticas sexuales seguras y ofreciendo pruebas de detección.
- **Prevención de las infecciones nosocomiales**: en los establecimientos sanitarios, las enfermeras están en primera línea a la hora de aplicar protocolos de higiene para evitar la propagación de infecciones.

- **Seguimiento de enfermedades crónicas**: A los pacientes que padecen enfermedades crónicas como diabetes o hipertensión, la enfermera les ofrece un seguimiento regular, aconsejándoles sobre la dieta y la actividad física, y asegurándose de que toman la medicación adecuada.
- **Concienciación sobre la salud mental**: Las enfermeras suelen ser uno de los primeros profesionales sanitarios en reconocer los signos de un problema de salud mental. Pueden entonces dirigir al paciente a los recursos adecuados y ofrecerle un apoyo inicial.
- **Prevención de accidentes en el hogar**: Las enfermeras, sobre todo las de pediatría y geriatría, dan consejos sobre cómo prevenir accidentes en el hogar, como las caídas.
- **Educación terapéutica**: Las enfermeras ayudan a los pacientes a comprender su enfermedad, el tratamiento prescrito y su importancia, mejorando así la adherencia al tratamiento y previniendo complicaciones.
- **Promover un entorno saludable**: Al comprender los determinantes sociales de la salud, las enfermeras pueden aconsejar a los pacientes sobre cómo interactuar positivamente con su entorno, ya sea a través de la nutrición, el ejercicio o el bienestar mental.

Las enfermeras desempeñan un papel clave en la prevención. A través de su contacto directo con los pacientes, su formación y su dedicación, desempeñan un papel central en la promoción de una vida sana, la prevención de enfermedades y la concienciación sobre hábitos saludables. En una época en la que las enfermedades crónicas van en aumento y la prevención es más crucial que nunca, el papel de la enfermera es más relevante y necesario que nunca.

Educar al público
sobre peligros comunes

La salud pública se basa en gran medida en la prevención. Para garantizar la seguridad de todos, es crucial educar al público sobre los peligros más comunes. La concienciación colectiva puede reducir significativamente el riesgo de accidentes y enfermedades. He aquí un enfoque para concienciar a la población sobre ciertos peligros comunes:

- Tabaquismo y alcoholismo :
  - **Comunique las consecuencias**: destaque los peligros del tabaquismo y el alcoholismo, como las enfermedades cardiacas, el cáncer y las enfermedades hepáticas.
  - **Ofrezca alternativas**: Ofrezca programas para dejar de fumar o actividades de grupo a quienes intenten reducir su consumo de alcohol.
- Seguridad vial :
  - **Conducción responsable**: Sensibilizar sobre la necesidad de utilizar el cinturón de seguridad, la prohibición de utilizar el teléfono móvil al volante y los peligros de conducir bajo los efectos del alcohol o las drogas.
  - **Prevención para peatones**: Ofrezca consejos sobre los pasos de peatones, la importancia de la visibilidad nocturna y las zonas de alto riesgo.
- Prevención de caídas :
  - **En casa**: Concéntrese en hacer que las alfombras sean seguras, proporcionar una iluminación adecuada y utilizar ayudas como pasamanos.

- **Al aire libre**: Eduque a la gente sobre la importancia de llevar calzado adecuado, especialmente en invierno.
- Alimentación sana :
  - **Evite las intoxicaciones alimentarias**: Ofrezca talleres sobre almacenamiento de alimentos y cocina.
  - **Promover una dieta equilibrada**: Fomentar el consumo de fruta y verdura y la reducción de alimentos procesados.
- Seguridad en el agua :
  - **Aprenda a nadar**: Ofrezca clases de natación para todas las edades.
  - **Equipo de seguridad**: Promueva el uso de chalecos salvavidas y la precaución cerca de aguas profundas o corrientes.
- Exposición al sol :
  - **Protección solar**: Eduque a la población sobre el uso de cremas solares, la necesidad de llevar sombreros y ropa protectora y las horas de exposición que deben evitarse.
  - **Peligros de los rayos UV**: Conciencie sobre el riesgo de cáncer de piel y cataratas.
- Uso de medicamentos :
  - **Cumplimiento de las prescripciones**: informe a la población sobre la importancia de seguir las recomendaciones médicas y de no compartir los medicamentos.
  - **Almacenamiento seguro**: conciencie sobre la importancia de mantener los medicamentos fuera del alcance de los niños.
- Prevención de infecciones :
  - **Higiene de las manos**: Eduque a la población sobre la importancia de lavarse las manos con regularidad.

- **Vacunación**: Sensibilizar sobre la importancia de las vacunas para prevenir ciertas enfermedades graves.
- Seguridad digital :
  - **Protección de datos**: Informe a la gente sobre los peligros de las estafas en línea y la necesidad de proteger su información personal.
  - **Uso responsable**: Sensibilizar, especialmente a los jóvenes, sobre los peligros del ciberacoso.
- Prevención de mordeduras y picaduras:
  - **Mascotas**: Eduque a la gente sobre la importancia de no molestar a los animales mientras comen o duermen.
  - **Insectos y parásitos**: Promueva el uso de repelentes y ropa adecuada para protegerse de las garrapatas y los mosquitos.

Aumentando la concienciación pública sobre estos peligros comunes, podemos esperar reducir significativamente el número de accidentes, enfermedades y muertes. La educación es el primer paso hacia una sociedad más segura y saludable.

Trabajar con las comunidades para iniciativas de prevención

Una de las claves del éxito de la prevención es la colaboración entre los profesionales sanitarios y las propias comunidades. Trabajar codo con codo con las comunidades significa que los mensajes de prevención pueden adaptarse a la realidad y a las necesidades específicas de cada comunidad. He aquí un esbozo de lo que podría suponer dicha colaboración:

1. Comprender la comunidad :
Es esencial conocer la demografía, las costumbres, las creencias y los comportamientos propios de cada comunidad. La organización de reuniones, entrevistas y grupos de discusión puede ayudar a identificar estos elementos.

2. Identificación de los líderes comunitarios :
Toda comunidad tiene líderes naturales u oficiales que desempeñan un papel clave en la movilización de sus miembros. Pueden ser líderes religiosos, profesores, concejales locales u otras figuras influyentes.

3. Creación de asociaciones locales :
Trabajar con organizaciones locales, escuelas, empresas, asociaciones y grupos religiosos es esencial para lograr el máximo impacto. Estos socios pueden proporcionar recursos, voluntarios y canales de comunicación.

4. Diseñar programas adaptados :
Los programas de prevención deben adaptarse a las necesidades específicas de la comunidad. Si una comunidad está especialmente afectada por la diabetes, por ejemplo, un programa de prevención podría centrarse en la nutrición y la actividad física.

5. Organización de talleres y cursos de formación :
Estas sesiones pueden abarcar una gran variedad de temas, desde la RCP (reanimación cardiopulmonar) hasta la seguridad vial y la prevención de enfermedades infecciosas.

6. Campañas de sensibilización :
Utilice todos los medios de comunicación disponibles, desde folletos hasta redes sociales, para difundir información relevante. Implicar a los jóvenes en la creación de contenidos, como vídeos o carteles, puede resultar especialmente eficaz.

7. Evaluación y retroalimentación :
Una vez puestas en marcha las iniciativas, es crucial medir su eficacia. Esto puede hacerse mediante encuestas, entrevistas u observaciones. Los comentarios de los miembros de la comunidad son esenciales para ajustar y mejorar los programas.

8. Celebrar el éxito :
Reconocer y celebrar los progresos refuerza la cohesión de la comunidad y anima a seguir esforzándose. Esto puede hacerse mediante ceremonias, premios o jornadas comunitarias.

9. Garantizar la sostenibilidad :
Para que una iniciativa sea sostenible, es importante implicar a la comunidad en su gestión y financiación. Esto refuerza el sentimiento de propiedad y garantiza que el programa continuará incluso sin intervención externa.

En última instancia, trabajar con las comunidades en iniciativas de prevención no consiste sólo en difundir información. Se trata de crear asociaciones sólidas, escuchar y responder a las necesidades específicas de cada comunidad. Es una inversión a largo plazo que, cuando se hace bien, puede dar lugar a mejoras significativas en la salud y el bienestar.

Capítulo 13

BIENESTAR
FÍSICO
Y
ERGONOMÍA
EN EL TRABAJO

Riesgos físicos
del trabajo a la emergencia

El servicio de urgencias es un entorno especialmente exigente para el cuerpo y la mente. Las enfermeras y el personal médico que trabajan en él se enfrentan a diversos riesgos físicos derivados de la propia naturaleza de su trabajo. Echemos un vistazo más de cerca a los aspectos inherentes a este particular entorno profesional.

1. Exposición a enfermedades infecciosas: Los servicios de urgencias atienden a diario a pacientes con diversas afecciones, incluidas infecciones transmisibles. Los trabajadores pueden estar expuestos a virus como el VIH, la hepatitis B y C, la tuberculosis, la gripe y, más recientemente, virus como el COVID-19.

2. Lesiones musculoesqueléticas: Los movimientos repetitivos, como levantar o trasladar pacientes, pueden provocar tensiones y lesiones. Las enfermeras pueden sufrir dolores de espalda, tendinitis u otras dolencias relacionadas con la manipulación habitual de pacientes o equipos.

3. Cortes y pinchazos: Los instrumentos afilados, las agujas y otros equipos médicos presentan un riesgo de lesión. Un pinchazo accidental puede provocar la transmisión de enfermedades infecciosas.

4. Peligros químicos: Los medicamentos, desinfectantes y otros productos químicos utilizados en el servicio de urgencias pueden ser tóxicos si entran en contacto directo con el paciente o se inhalan.

5. Exposición a la radiación: Aunque los exámenes radiológicos se realizan de forma rutinaria en otras partes del hospital, el personal de urgencias puede verse expuesto accidentalmente, sobre todo si está presente durante procedimientos de urgencia que requieran rayos X.

6. Agresión física: Por desgracia, los servicios de urgencias pueden ser a veces escenario de violencia. Los pacientes bajo los efectos de las drogas o el alcohol, o los que están extremadamente estresados o ansiosos, pueden volverse agresivos.

7. Fatiga física: Las largas jornadas laborales, los turnos nocturnos y el incesante ritmo de trabajo pueden provocar una fatiga física extrema, lo que aumenta el riesgo de errores médicos y lesiones personales.

8. Riesgos medioambientales : Los suelos mojados o contaminados, los cables eléctricos y los espacios desordenados pueden presentar riesgos de caídas o accidentes para el personal.

Cada uno de los riesgos enumerados requiere medidas preventivas específicas, ya sea mediante formación, equipos de protección personal, protocolos de intervención o sensibilización continua. Es imperativo que los hospitales y los servicios de urgencias reconozcan estos riesgos y hagan todo lo posible para proteger a su personal, ya que su seguridad está intrínsecamente ligada a la calidad de la asistencia que prestan.

Consejos ergonómicos
para cuidados de enfermería

La ergonomía, el estudio de la eficacia y la seguridad del entorno laboral, es de vital importancia en la enfermería. Ante las tareas físicamente exigentes, la necesidad de movimientos repetitivos y la presión del tiempo, la ergonomía se vuelve crucial para prevenir lesiones y garantizar un confort óptimo durante el trabajo. He aquí algunos consejos ergonómicos para la enfermería:

1. Utilice una buena mecánica corporal :
   - Cuando levante o mueva a un paciente, mantenga la espalda recta, doble las rodillas y utilice la fuerza de las piernas en lugar de la espalda.
   - Evite doblarse o estirarse innecesariamente; en su lugar, acérquese a lo que necesita.

2. Equipo adecuado :
   - Utilice medios auxiliares de elevación, como arneses o camas ajustables, para ayudar a mover a los pacientes.
   - Asegúrese de que las sillas y los puestos de trabajo estén a la altura adecuada para evitar posturas incómodas.

3. Pausa y estiramiento :
   - Haga pequeñas pausas regulares para estirarse y moverse, sobre todo si permanece mucho tiempo en la misma posición.
   - Los estiramientos regulares de brazos, piernas, cuello y espalda pueden ayudar a prevenir la tensión.

4. Adaptación al entorno :
   - Retire los obstáculos del suelo para reducir el riesgo de tropiezos.
   - Coloque regularmente los objetos pesados o de uso frecuente a una altura comprendida entre la cadera y el pecho para evitar agacharse o estirarse.

5. Calzado adecuado :
   - Lleve un calzado cómodo, bien ajustado y con un buen soporte para reducir la fatiga y el riesgo de caídas.

6. Formación y sensibilización :
   - Participe en cursos de formación sobre ergonomía diseñados específicamente para enfermería.
   - Manténgase al día de las últimas investigaciones y recomendaciones sobre ergonomía en el sector médico.

7. Equipamiento ergonómico :
   - Utilice carros, mesas y otros equipos diseñados para reducir el esfuerzo físico.
   - Piense en teclados o ratones ergonómicos si pasa mucho tiempo delante de un ordenador.

8. Ajustar el ritmo de trabajo :
   - Siempre que sea posible, alterne las tareas pesadas con otras más ligeras para permitir que su cuerpo se recupere.
   - Sea consciente de sus propios límites; no tema pedir ayuda cuando la necesite.

9. Compartir la experiencia :
   - Discuta los retos y las soluciones ergonómicas con sus colegas para compartir conocimientos.
   - Comparta los consejos que le funcionan y aprenda de la experiencia de los demás.

La ergonomía no es sólo una cuestión de comodidad, sino una necesidad real para garantizar la seguridad y el bienestar de las enfermeras. Siguiendo estos consejos y escuchando a su cuerpo, las enfermeras pueden reducir el riesgo de lesiones y disfrutar de una carrera más larga y satisfactoria.

Mantener una buena salud física a largo plazo

La salud física es la piedra angular de una vida equilibrada y vivida en plenitud. Mantenerla es esencial para nuestra capacidad de disfrutar de la vida, cumplir con nuestras obligaciones y superar los retos. La clave reside en un enfoque proactivo, continuo e integrado. He aquí algunos consejos para garantizar una buena salud física a largo plazo:

1. Siga una dieta equilibrada:
   - Siga una dieta rica en fruta, verdura, cereales integrales, proteínas magras y fuentes de grasas saludables.
   - Evite el consumo excesivo de azúcares, grasas saturadas y sal.

2. Haga ejercicio con regularidad:
   - Encuentre una actividad que le guste, ya sea caminar, nadar, bailar, hacer yoga o cualquier otro deporte.
   - Intente realizar al menos 150 minutos de actividad moderada a la semana.

3. Preserve su sueño :
   - Intente dormir entre 7 y 9 horas cada noche.
   - Adopte una rutina regular para levantarse y acostarse, incluso los fines de semana.

4. Gestione el estrés :
   - Identifique las fuentes de estrés en su vida y busque formas de reducirlas o eliminarlas.
   - Practique la meditación, la respiración profunda u otras técnicas de relajación.

5. Evite los comportamientos de riesgo:
   - Evite el abuso del alcohol, el tabaco y las drogas.

- Conduzca con precaución y lleve siempre puesto el cinturón de seguridad.

6. Hágase revisiones periódicas:
   - Consulte regularmente a su médico para que le haga revisiones y pruebas preventivas.
   - No ignore los signos o síntomas inusuales.

7. Cuide su salud mental:
   - La salud mental influye mucho en la salud física. Hable de sus sentimientos y no dude en buscar ayuda profesional si es necesario.

8. Manténgase hidratado:
   - Beba al menos 2 litros de agua al día, más si es activo o hace calor.

9. Limite la exposición a las toxinas :
   - Reduzca el uso de productos químicos en su hogar.
   - Evite respirar contaminantes atmosféricos, ya sea el tabaquismo pasivo o la contaminación industrial.

10. Mantenga su vida social :
    - Una vida social satisfactoria está relacionada con una mejor salud física. Rodéese de gente positiva y manténgase activo en su comunidad.

Al adoptar estos hábitos saludables, creará un marco sólido para una larga vida llena de vitalidad y bienestar. Recuerde que mantener una buena salud es más fácil que recuperarse de una enfermedad o lesión. Su cuerpo es su posesión más preciada; trátelo con el respeto y el cuidado que se merece.

Capítulo 14

ASPECTOS JURÍDICOS Y RESPONSABILIDADES

Comprender la responsabilidad jurídica como enfermera

El papel de una enfermera no sólo implica experiencia médica y compasión por el bienestar de los pacientes, sino también un profundo conocimiento de sus responsabilidades legales. Estas responsabilidades garantizan la seguridad del paciente, la calidad de los cuidados prestados y la protección de los derechos de todos los implicados. He aquí un resumen de los principales aspectos de las responsabilidades legales de las enfermeras.

1. Deber de diligencia :
   * Como enfermera, tiene el deber profesional de proporcionar unos cuidados competentes y adecuados a los pacientes. Esto implica seguir los protocolos médicos, las directrices clínicas y las normas éticas de la profesión.

2. Consentimiento informado :
   * Los pacientes tienen derecho a conocer y comprender los tratamientos que se les proponen, así como los posibles riesgos asociados. Los enfermeros deben asegurarse de que los pacientes han dado su consentimiento informado antes de cualquier procedimiento médico.

3. Confidencialidad :
   * Las enfermeras están obligadas a proteger la confidencialidad de la información médica de sus pacientes. Divulgar información sin el debido consentimiento, salvo en circunstancias excepcionales previstas por la ley, puede acarrear consecuencias legales.

4. Negligencia :
- Si una enfermera incumple su deber de atención, causando daños al paciente, puede ser considerada responsable de negligencia. Esto puede tener graves consecuencias, tanto profesionales como legales.

5. Administración de medicamentos :
- La administración incorrecta de la medicación o la falta de control de los efectos secundarios pueden acarrear consecuencias legales. Las enfermeras deben seguir estrictamente las directrices médicas y los protocolos establecidos.

6. Documentación precisa :
- Los historiales médicos desempeñan un papel esencial en la prestación de cuidados. Una documentación incorrecta o incompleta no sólo puede afectar a la calidad de la atención, sino también acarrear responsabilidades legales.

7. Conocimiento de las leyes y reglamentos :
- Las enfermeras deben conocer las leyes y normativas locales, regionales y nacionales que rigen su profesión. Esto incluye el conocimiento de las directrices sobre los derechos de los pacientes, los cuidados al final de la vida, los malos tratos, etc.

8. Defensa de los derechos de los pacientes :
- Las enfermeras tienen el deber de defender y proteger los derechos de sus pacientes, sobre todo en términos de dignidad, autonomía y confidencialidad.

9. Notificación de incidentes :
- Si se produce un incidente o una irregularidad, a menudo se exige a la enfermera, dependiendo de la jurisdicción, que lo comunique a la dirección o a las autoridades competentes.

10. Mantener la competencia :
- Por lo general, la ley exige que los enfermeros continúen su formación a lo largo de su carrera para garantizar que sus habilidades y conocimientos están actualizados.

Comprender y respetar estas responsabilidades legales es esencial no sólo para la seguridad y el bienestar de los pacientes, sino también para la protección de las propias enfermeras. En un mundo médico en constante evolución, es imprescindible mantenerse al día de los cambios legislativos y éticos para proporcionar los mejores cuidados posibles.

Documentación médica: importancia y buenas prácticas

La documentación médica es el núcleo del proceso asistencial. Proporciona una imagen clara del historial médico del paciente, ayudando a garantizar la continuidad y la calidad de la atención. Una documentación cuidadosa, completa y precisa es esencial no sólo para proteger a los pacientes, sino también para proteger a los profesionales sanitarios de posibles responsabilidades legales. Echemos un vistazo a la importancia de la documentación médica y a las mejores prácticas a adoptar.

La importancia de la documentación médica :
- **Continuidad de la asistencia**: la documentación médica permite a todos los profesionales sanitarios conocer con rapidez y precisión el historial médico de un paciente, los tratamientos actuales y cualquier alergia o contraindicación.
- **Comunicación**: Facilita la comunicación entre los distintos profesionales médicos implicados, como

médicos, enfermeras, farmacéuticos y otros especialistas.

- **Decisiones clínicas**: Tener acceso a historiales médicos completos ayuda a los profesionales sanitarios a tomar decisiones con conocimiento de causa y evitar posibles errores.
- **Protección jurídica**: En caso de litigio, la documentación médica sirve como prueba objetiva de la atención prestada al paciente.
- **Investigación y formación**: Los historiales médicos son recursos esenciales para la investigación clínica, lo que nos permite mejorar constantemente la atención que prestamos.

Buenas prácticas en la documentación médica :
- **Precisión**: Asegúrese de introducir toda la información con precisión, sin omitir ningún detalle importante.
- **Exhaustividad**: No deje ningún campo en blanco. Si algún dato es desconocido o no procede, anótelo claramente.
- **Legibilidad**: Ya sea manuscrita o digital, asegúrese de que la documentación es legible. Una información mal leída puede dar lugar a errores médicos.
- **Objetividad**: Registre sólo los hechos y evite juicios o interpretaciones subjetivas.
- **Actualizaciones**: Asegúrese de que su historial médico se actualiza con regularidad, sobre todo en caso de cambios en el tratamiento, cambios en los síntomas o resultados de pruebas.
- **Confidencialidad**: Los historiales médicos contienen información sensible. Asegúrese de que se guardan de forma segura y de que sólo tienen acceso a ellos las personas autorizadas.
- **Firmar y fechar**: Cada entrada en el historial médico debe estar firmada y fechada, para garantizar que la información pueda rastrearse.

- **Utilice la terminología médica adecuada**: esto garantiza que la información sea precisa y clara.
- **Corrección de errores**: Si se comete un error, nunca lo borre ni utilice un corrector. Trace una sola línea sobre el error, escriba la corrección al lado y firme y feche el cambio.
- **Conservación**: Conserve los historiales médicos durante el tiempo que exijan las leyes y normativas locales.

La documentación médica es mucho más que una simple formalidad administrativa. Es fundamental para la atención médica, ya que garantiza la seguridad y el bienestar del paciente al tiempo que asegura la calidad de la asistencia. Adoptar y mantener buenas prácticas de documentación es, por tanto, una responsabilidad crucial para todos los profesionales sanitarios.

Gestión de reclamaciones y litigios

En medio del ajetreo y la complejidad de los servicios de urgencias, las enfermeras se enfrentan a menudo a pacientes descontentos, familiares o incluso colegas. Estas quejas y disputas pueden surgir de situaciones muy diversas, desde simples malentendidos hasta errores médicos. Manejar bien estos incidentes es esencial, no sólo para mantener un ambiente de trabajo tranquilo, sino también para garantizar la confianza y la seguridad de los pacientes.

Causas de reclamaciones y litigios :
- **Expectativas insatisfechas:** Los pacientes y sus familias pueden tener expectativas sobre los tiempos de espera, la atención prestada o los resultados del tratamiento.

- **Comunicación insuficiente o inadecuada**: Un paciente mal informado puede sentirse insatisfecho o incluso ansioso.
- **Errores médicos**: Aunque poco frecuentes, los errores pueden tener graves consecuencias físicas y psicológicas.
- **Complicaciones imprevistas**: Incluso con los cuidados adecuados, pueden surgir complicaciones que provoquen frustración e insatisfacción.

Gestión eficaz de las reclamaciones :
- **Escucha activa**: Tómese el tiempo necesario para escuchar al denunciante sin interrumpirle. Deje que expresen sus preocupaciones o su enfado. A menudo, ser escuchado puede aliviar la tensión.
- **Empatía**: Muestre comprensión y empatía por las preocupaciones del paciente o su familia. Un simple "entiendo por qué está disgustado" puede marcar una gran diferencia.
- **No se ponga a** la defensiva: Aunque no esté de acuerdo, evite ponerse a la defensiva. Esto puede empeorar la situación.
- **Aclare**: pida detalles para comprender la naturaleza del problema. Haga preguntas abiertas.
- **Dar una respuesta**: Ofrezca explicaciones claras, honestas y basadas en hechos. Si se ha cometido un error, admítalo y discúlpese.
- **Resolver**: Si es posible, proponga soluciones o medidas correctivas para abordar las preocupaciones.
- **Documente**: tome nota de todos los detalles de la queja y de la respuesta proporcionada. Esto puede ser crucial en caso de escalada o litigio posterior.

Gestión de litigios formales :
- **Consulte a su superior jerárquico**: Informe siempre a su superior jerárquico de la situación y siga los procedimientos internos.
- **Documentación detallada**: Asegúrese de que todos los aspectos de la atención y la queja están cuidadosamente documentados. Esto puede utilizarse como prueba en caso necesario.
- **Colabore con el departamento jurídico**: Si la situación degenera en litigio, colabore estrechamente con el departamento jurídico de su establecimiento para asegurarse de que está debidamente protegido y asesorado.
- **Mediación**: En algunos casos, la mediación puede ser útil para resolver los conflictos de forma amistosa.

Para evitar quejas y disputas:
- **Mejorar la comunicación**: Una buena comunicación con los pacientes y sus familias puede evitar muchos malentendidos.
- **Formación continua**: La formación periódica en habilidades interpersonales, ética médica y protocolos clínicos puede reducir los errores y malentendidos.

No olvide nunca que cada queja o disputa es una oportunidad de aprendizaje. Pueden revelar áreas de mejora, lo que conducirá a una mejor atención para todos los pacientes en el futuro.

Capítulo 15

FORMACIÓN CONTINUA Y DESARROLLO PROFESIONAL

Formación a lo largo de su carrera

• Formación especializada

La medicina de urgencias es un campo vasto y complejo que requiere una experiencia y una preparación específicas. Como profesionales de primera línea, los enfermeros suelen estar expuestos a una gran variedad de casos, desde los menos complejos hasta los más críticos. Por eso existe una amplia gama de cursos de formación especializada para mejorar sus conocimientos y habilidades.

1. Formación avanzada en cuidados de urgencia :
   - **SVA (Soporte Vital Avanzado):** Esta formación esencial se centra en la reanimación cardiopulmonar avanzada, proporcionando a los enfermeros las herramientas que necesitan para gestionar las emergencias potencialmente mortales.
   - **ATLS (Soporte Vital Avanzado para Traumatismos):** Centrado en el manejo del paciente traumatizado, ofrece una metodología sistemática para evaluar y tratar las lesiones.
2. Formación pediátrica :
   - **PALS (Soporte Vital Avanzado Pediátrico):** Este curso se centra en la gestión de las emergencias potencialmente mortales en niños y bebés.
   - **ENPC (Curso de Enfermería Pediátrica de Urgencias):** Un programa diseñado para que los enfermeros perfeccionen sus habilidades en la evaluación y el tratamiento de niños en situaciones de emergencia.
3. Conocimientos especializados en maternidad :
   - **NRP (Programa de reanimación neonatal):** dirigida a la reanimación neonatal, esta formación es esencial para las enfermeras que trabajan en unidades de urgencias con una elevada presencia obstétrica.

4. Gestión de urgencias psiquiátricas :
- **CPI (Instituto de Prevención de Crisis)**: Prepara a los enfermeros para interactuar eficazmente con los pacientes en crisis psiquiátricas, ofreciéndoles técnicas de desescalada.

5. Especialización en cardiología :
- **ACLS (Soporte Vital Cardiaco Avanzado)**: Esta formación avanzada se centra en la reanimación cardiaca, el tratamiento de la parada cardiaca y otras emergencias cardiovasculares.

6. Formación en toxicología :
- Los cursos específicos pueden formar a las enfermeras para identificar y tratar sobredosis, intoxicaciones y otras emergencias tóxicas.

7. Formación en técnicas avanzadas de emergencia :
- Entre ellas se incluyen habilidades como la colocación de vías venosas centrales, la intubación de urgencia y el uso de equipos específicos.

8. Formación en gestión y liderazgo :
- Para quienes buscan ascender en el escalafón, la formación en gestión de equipos, liderazgo o gestión de crisis puede ser beneficiosa.

9. Formación continua y talleres prácticos :
- Las innovaciones médicas y los avances tecnológicos obligan a actualizar los conocimientos con regularidad. Los talleres prácticos y las simulaciones son excelentes formas de mejorar y actualizar los conocimientos.

Para los enfermeros, realizar uno o varios de estos cursos especializados no sólo significa ampliar su abanico de competencias, sino también mejorar la calidad de la atención al paciente. En el ajetreado ritmo de la atención de urgencias, estas habilidades pueden significar la diferencia entre la vida y la muerte, y garantizar que los pacientes en apuros reciban la mejor atención posible.

• Cualificaciones y diplomas adicionales

El vertiginoso e impredecible mundo de las urgencias médicas exige a las enfermeras no sólo una sólida base de habilidades clínicas, sino también un esfuerzo constante por ampliar y actualizar sus conocimientos. Afortunadamente, existen muchas certificaciones y titulaciones adicionales que permiten a los enfermeros especializarse aún más y destacar en su profesión.

1. Certificación en enfermería de urgencias (CEN) :
Dirigida específicamente a las enfermeras de urgencias, esta certificación reconoce la excelencia en la atención al paciente en situaciones de emergencia. Abarca áreas como la cardiología, la traumatología, la pediatría y muchas más.

2. Certificación como profesional en cuidados intensivos (CCRN) :
Aunque está destinada principalmente a las enfermeras de cuidados intensivos, esta certificación también es valiosa para quienes trabajan en los servicios de urgencias, ya que se ocupa de la atención a pacientes gravemente enfermos o inestables.

3. Certificación en enfermería de vuelo (CFRN) :
Para los enfermeros que participan en misiones de evacuación médica en helicóptero o avión, esta certificación cubre todos los aspectos del transporte aéreo de pacientes.

4. Certificación en Enfermería de Urgencias Pediátricas (CPEN) :
Se centra específicamente en el manejo de pacientes pediátricos en un entorno de emergencia, una habilidad esencial dadas las diferencias anatómicas y fisiológicas entre adultos y niños.

5. Diploma universitario en tratamiento del dolor :
Dado que el dolor es una de las dolencias más frecuentes en los servicios de urgencias, esta formación especializada permite a los enfermeros adquirir competencias avanzadas en la evaluación y el tratamiento del dolor.

6. Diploma en cuidado de heridas y ostomía :
Para enfermeras que deseen especializarse en el tratamiento de heridas, ostomías y continencia.

7. Certificación en gestión de casos :
Prepara a las enfermeras para coordinar la atención al paciente de forma holística, teniendo en cuenta no sólo las necesidades médicas, sino también las psicosociales, financieras y comunitarias.

8. Diploma universitario en psiquiatría de urgencia :
El manejo de pacientes en crisis psiquiátrica es un aspecto crucial de la atención de urgencias, y este curso de formación proporciona herramientas especializadas para una intervención eficaz.

9. Certificaciones en investigación clínica :
Para las enfermeras interesadas en el campo de la investigación, estas certificaciones ofrecen formación en metodologías de investigación, ética y otros aspectos de la realización de estudios clínicos.

10. Formación en liderazgo y gestión :
Programas que preparan a las enfermeras para desempeñar funciones de liderazgo, ya sea como supervisoras, gestoras o educadoras.
Al invertir en estas certificaciones y diplomas adicionales, las enfermeras no sólo mejoran sus propias competencias, sino que también contribuyen a elevar el nivel de los cuidados en el servicio de urgencias. Estas cualificaciones demuestran un compromiso con la excelencia profesional

y garantizan una atención óptima a los pacientes en situaciones de emergencia.

Perspectivas profesionales

• Convertirse en enfermera jefe

Llegar a ser enfermera jefe en el servicio de urgencias es una progresión natural para muchas enfermeras experimentadas, que marca la transición de la prestación de cuidados directos a un puesto de liderazgo y gestión. El enfermero jefe desempeña un papel vital en la coordinación de los cuidados, la gestión de los recursos y la dirección estratégica del servicio de urgencias. Es un papel exigente, pero también increíblemente gratificante.

El camino hacia el liderazgo :
El camino hacia el puesto de enfermera jefe suele comenzar sobre el terreno. Los años dedicados a la atención directa de los pacientes forjan una comprensión íntima de los retos y las necesidades del departamento. Esta experiencia es esencial para tomar decisiones informadas como líder.

Habilidades y cualidades requeridas:
Además de las aptitudes clínicas, una enfermera líder debe tener dotes de gestión, comunicación y liderazgo. La capacidad de dirigir equipos, resolver conflictos, planificar estratégicamente y garantizar una comunicación fluida es crucial.

Responsabilidades:
Por lo general, una enfermera jefe supervisa a todo el personal de enfermería del departamento, gestiona los horarios, coordina la formación continua, actúa como enlace entre el personal de enfermería y la dirección del

hospital y desempeña un papel activo en las decisiones estratégicas y presupuestarias.

Formación y educación :
Aunque la experiencia clínica es fundamental, a menudo se recomienda una formación adicional en gestión o administración. Muchas enfermeras líderes cursan másteres en administración de enfermería o gestión sanitaria para perfeccionar sus habilidades de liderazgo.

Retos y recompensas :
Aunque el papel de enfermera jefe puede ser estresante, con la presión de la toma de decisiones y la responsabilidad de todo un departamento, también es extremadamente gratificante. Fomentar una cultura positiva, promover la excelencia en los cuidados y ver florecer a su equipo son aspectos gratificantes del trabajo.

El futuro del papel :
Con la constante evolución del mundo médico, el papel de la enfermera jefe está destinado a evolucionar. La tecnología, las innovaciones médicas y los cambios en la gestión sanitaria exigirán una adaptación y una formación continuas.

Llegar a ser enfermera jefe es una meta ambiciosa, pero para quienes estén preparados para el reto, es una oportunidad de marcar una verdadera diferencia en la calidad de la atención prestada en los servicios de urgencias y en la vida de sus colegas enfermeras.

• Posibles especializaciones

El mundo de la enfermería es muy amplio y la medicina de urgencias es sólo una de las muchas especialidades en las que una enfermera puede especializarse. Aunque el servicio de urgencias ofrece una formación sólida y versátil, existen otras áreas en las que las enfermeras pueden perfeccionar sus habilidades y desarrollar una experiencia particular. He aquí un resumen de las posibles especializaciones tras la experiencia en el servicio de urgencias:

1. Cuidados intensivos :
Las enfermeras especializadas en cuidados intensivos se ocupan de pacientes gravemente enfermos o inestables que requieren una vigilancia constante. Este papel requiere un profundo conocimiento de la fisiología humana y un dominio de los equipos médicos avanzados.

2. Cardiología :
Las enfermeras especializadas en cardiología atienden a pacientes que padecen enfermedades cardiacas. Pueden trabajar en unidades de cuidados coronarios, laboratorios de cateterismo o clínicas especializadas.

3. Pediatría :
Las enfermeras pediátricas están especializadas en el cuidado de niños desde el nacimiento hasta la adolescencia. Deben comprender las especificidades del desarrollo y el crecimiento de esta población.

4. Obstetricia y ginecología :
Aquí, las enfermeras se centran en la salud reproductiva de la mujer, el embarazo, el parto y la atención posparto.

5. Psiquiatría :
En este campo, las enfermeras trabajan con pacientes que sufren trastornos mentales o adicciones, en el hospital o en régimen ambulatorio.

6. Oncología :
Las enfermeras de oncología están especializadas en el cuidado de pacientes con cáncer, incluida la administración de quimioterapia y el tratamiento de los síntomas.

7. Traumatología :
Esta especialidad se centra en la atención a pacientes que han sufrido traumatismos graves, ya sean accidentales o intencionados.

8. Geriatría :
Las enfermeras geriátricas se centran en el cuidado de las personas mayores, teniendo en cuenta los aspectos únicos del envejecimiento.

9. Investigación clínica :
Las enfermeras de investigación diseñan y llevan a cabo estudios clínicos para probar nuevas intervenciones médicas.

10. Educación :
Los educadores de enfermería enseñan a los futuros profesionales sanitarios, ya sea en escuelas de enfermería, hospitales o universidades.

11. Gestión :
Algunas enfermeras optan por pasar a puestos directivos, supervisando equipos, unidades o incluso establecimientos enteros.

12. Salud comunitaria :
Estas enfermeras trabajan fuera de los hospitales, en clínicas comunitarias, escuelas u hogares, centrándose en la prevención y la educación.

Cada especialización tiene sus propios retos y recompensas, pero todas permiten a las enfermeras contribuir de forma significativa a la salud y el bienestar de los pacientes. A menudo es aconsejable seguir una formación y una certificación específicas para cada una de estas especialidades a fin de garantizar una práctica competente y actualizada.

Capítulo 16

ALGUNOS EJEMPLOS DE TESTIMONIOS Y ANÉCDOTAS SOBRE EL TERRENO

Días inolvidables:
Relatos de situaciones extremas

La vida en un servicio de urgencias es impredecible. Cada día conlleva su cuota de retos, emociones y momentos que dejan una impresión duradera en las enfermeras. He aquí algunas historias que ilustran el abanico de situaciones extremas a las que pueden enfrentarse las enfermeras:

La noche del accidente de autobús:
Era una tarde cualquiera cuando sonó el timbre de emergencia. Un autobús lleno de estudiantes que regresaban de una excursión escolar había sufrido un grave accidente en la autopista. Las ambulancias llegaban a raudales, transportando adolescentes en estado de shock, profesores gravemente heridos y pasajeros de otros vehículos implicados. El equipo de emergencias se movilizó como una unidad muy unida, clasificando y tratando a los pacientes, recurriendo a recursos internos y externos, mientras gestionaba la angustia de las familias y amigos que llegaban en busca de noticias. Fue un duro recordatorio de la fragilidad de la vida y de la importancia de un equipo unido y eficaz.

Inundaciones repentinas :
Cuando una inundación repentina asoló la región, el hospital se convirtió en refugio para muchas personas desplazadas. El servicio de urgencias se vio desbordado, no sólo por las lesiones relacionadas con la inundación, sino también por pacientes con enfermedades crónicas cuyo tratamiento se había visto interrumpido por la catástrofe. Las enfermeras se adaptaron, transformando las áreas no médicas en zonas de atención, distribuyendo medicinas, ropa y alimentos, y ofreciendo apoyo emocional a quienes lo habían perdido todo.

El infarto de un bebé :
Una mañana, una madre llegó presa del pánico con su bebé de seis meses en brazos, azul y sin respuesta. Las enfermeras iniciaron inmediatamente la reanimación cardiopulmonar. Mientras algunos miembros del equipo trabajaban desesperadamente para estabilizar al pequeño paciente, otros apoyaban a la madre desmayada. Gracias a su rápida intervención, el bebé fue reanimado y trasladado a cuidados intensivos pediátricos. Aquel día, cada segundo contaba.

Apuñalamiento:
A media tarde, llegó un hombre ensangrentado, víctima de un apuñalamiento durante un altercado. Mientras las enfermeras trabajaban para estabilizar sus heridas, también tuvieron que gestionar la tensión palpable, ya que el agresor, también herido, había sido trasladado a la misma sala de urgencias. El personal tuvo que mantener la seguridad al tiempo que proporcionaba una atención de calidad a todos los pacientes.

Estas historias ilustran la variedad y la intensidad de las situaciones a las que pueden enfrentarse las enfermeras de urgencias. Cada situación requiere no sólo habilidades clínicas, sino también la capacidad de gestionar el estrés, trabajar en equipo y mostrar compasión. Estos días inolvidables forjan el carácter, nos recuerdan la importancia de la profesión y dejan recuerdos imborrables.

Pequeñas victorias:
Momentos de alegría y gratitud

En el ajetreo del servicio de urgencias, cada día es un torbellino de emociones. Entre los momentos más difíciles, también hay estallidos de alegría, momentos de gratitud que calientan el corazón y nos recuerdan por qué tantas enfermeras eligen esta profesión a pesar de sus retos. Estas pequeñas victorias son los rayos de sol que atraviesan la oscuridad de los días más aciagos.

El rayo de esperanza de un niño :
Un niño de siete años había tenido un accidente de bicicleta y sufría múltiples fracturas. Cada día, a pesar de su dolor, intentaba sonreír y reír con el equipo de cuidados. El momento en que, tras semanas de rehabilitación, dio sus primeros pasos vacilantes por el pasillo con la ayuda de las enfermeras, quedó grabado como un triunfo en los rostros de todos los presentes.

Reconocimiento silencioso :
Un anciano con un derrame cerebral tenía dificultades para comunicarse. Cada interacción era un calvario para él. Un día, después de que una de las enfermeras se tomara la molestia de afeitarle y lavarle, puso su mano sobre la de ella, apretándola suavemente, con los ojos brillantes de una gratitud que no podía expresar con palabras.

El regreso de un paciente curado:
Una mujer joven, ingresada por una grave intoxicación de drogas en un acto desesperado, había pasado días en cuidados intensivos. Las enfermeras se turnaron junto a su cama, apoyándola en sus momentos más vulnerables. Meses después, regresó, radiante, para dar las gracias al equipo, diciéndoles que fue su compasión y su apoyo lo que la había ayudado a recuperar las ganas de vivir.

Fiesta de cumpleaños sorpresa :
Sabiendo que una niña que llevaba mucho tiempo ingresada iba a pasar su cumpleaños en el hospital, el equipo de urgencias se reunió para organizarle una fiesta sorpresa. Verla soplar las velas, rodeada de enfermeras que le cantaban, fue un recordatorio de que la recuperación no sólo se mide en medicamentos y

tratamientos, sino también en momentos compartidos de alegría.

Estos momentos de felicidad y reconocimiento, aunque a veces breves, tienen un impacto duradero. Recuerdan a las enfermeras la profunda humanidad de su trabajo, la belleza de los vínculos que forjan con sus pacientes y el valor incalculable de las pequeñas victorias en medio del caos. En esos momentos, el servicio de urgencias se convierte en un lugar no sólo de curación física, sino también de esperanza y conexión humana.

Capítulo 17

CONCLUSIÓN: LA ENFERMERA, PILAR DE EMERGENCIA

Cualidades esenciales
la enfermera de urgencias

Las enfermeras de urgencias se enfrentan a diario a situaciones inesperadas y a veces críticas, y se encuentran en la encrucijada entre las necesidades inmediatas del paciente y los requisitos médicos. Este puesto requiere una combinación única de cualidades técnicas, emocionales e interpersonales. En esta exigente profesión, ciertas cualidades destacan por su importancia crucial.

Adaptabilidad:
En una emergencia, no hay dos días iguales. Las enfermeras deben adaptarse constantemente a situaciones cambiantes, ya se trate de nuevos ingresos, casos médicos inesperados o crisis graves. Esta capacidad de evolucionar y reposicionarse rápidamente es esencial si quieren responder eficazmente a las necesidades de los pacientes.

Resistencia emocional:
Ante el sufrimiento, la angustia e incluso la muerte, las enfermeras de urgencias deben ser emocionalmente robustas. Deben ser capaces de gestionar sus propias emociones al tiempo que ofrecen apoyo y compasión a los pacientes y sus familias.

Rapidez en la toma de decisiones:
En un contexto en el que cada segundo cuenta, los enfermeros de urgencias deben ser capaces de tomar decisiones con rapidez, basándose en su juicio clínico, su formación y su experiencia.

La comunicación:
Es esencial saber comunicarse con claridad con los médicos, los demás enfermeros y, sobre todo, con los pacientes y sus familiares. Esta comunicación debe ser a

la vez precisa desde el punto de vista médico y tranquilizadora desde el punto de vista humano.

Espíritu de equipo:
El servicio de urgencias es un entorno en el que la colaboración es esencial. Las enfermeras de urgencias deben ser capaces de trabajar en armonía con un equipo multidisciplinar, compartiendo información y responsabilidades por el bienestar del paciente.

La capacidad de aprender continuamente:
La medicina evoluciona constantemente. Para mantenerse al día de las últimas técnicas y recomendaciones, las enfermeras deben tener ganas de aprender, estar dispuestas a formarse y adaptarse a los nuevos métodos y tecnologías.

Organización:
En el torbellino de las emergencias, la capacidad de establecer prioridades, gestionar el tiempo y coordinar varias tareas simultáneamente es crucial.

Empatía:
Aunque el aspecto técnico es esencial, la dimensión humana sigue estando en el corazón de la profesión. Comprender y conectar con los pacientes, sentir y responder a sus necesidades emocionales, es una cualidad esencial para una enfermera de urgencias.

Integridad:
En un entorno en el que la confianza es vital, las enfermeras deben demostrar una ética intachable que garantice la seguridad y el respeto de los pacientes.

Paciencia:
Incluso en una emergencia, habrá momentos de espera, momentos en los que la enfermera tendrá que explicar,

tranquilizar o simplemente estar presente. La paciencia es, por tanto, un activo inestimable.

Cada una de estas cualidades, cultivadas y perfeccionadas a lo largo del tiempo, hacen de la enfermera de urgencias una profesional indispensable, un pilar sobre el que descansa la atención rápida y eficaz de los pacientes en apuros.

Mirando al futuro: Las urgencias del mañana

El mundo de la sanidad cambia constantemente, impulsado por los avances tecnológicos, los descubrimientos científicos y las transformaciones sociales. Y los servicios de urgencias, el punto de entrada crucial al sistema sanitario, no son una excepción. Entonces, ¿cómo será el servicio de urgencias del mañana? Echemos un vistazo más de cerca.

La integración de la telemedicina:
Aunque la telemedicina está ganando terreno en muchos campos de la medicina, está llamada a desempeñar un papel cada vez más importante en los servicios de urgencias. Las consultas a distancia podrían permitir evaluar rápidamente la gravedad de una situación, dirigir a los pacientes al servicio adecuado o descongestionar las salas de espera.

Tecnologías de vanguardia:
La inteligencia artificial y los algoritmos podrían ayudar a priorizar a los pacientes en función de la gravedad de su estado. Las herramientas de realidad virtual podrían utilizarse para la formación continua de los equipos o para simular escenarios de emergencia complejos. La robótica también podría desempeñar un papel, por ejemplo en la

dispensación de medicamentos o la asistencia en determinados procedimientos.

Un entorno centrado en el paciente:
Tener en cuenta el bienestar de los pacientes no se limitará únicamente a su estado físico de salud. Espacios más confortables, una mejor comunicación, herramientas interactivas para informar a los pacientes y sus familias y un enfoque holístico de la atención son elementos que podrían generalizarse.

La importancia del desarrollo sostenible:
Tener en cuenta el impacto medioambiental de los servicios de emergencia será crucial. Esto podría significar optimizar los recursos, utilizar materiales respetuosos con el medio ambiente o instalar sistemas de energía renovable.

Fortalecimiento de los equipos multidisciplinares:
Se seguirá desarrollando la colaboración entre los profesionales sanitarios, por ejemplo integrando a especialistas en salud mental directamente en los servicios de urgencias, o reforzando el vínculo entre los médicos de cabecera y los servicios de urgencias.

Formación continua adaptada:
Ante un mundo médico en constante cambio, la formación de los enfermeros y médicos de urgencias será dinámica, utilizando las últimas tecnologías y adaptándose rápidamente a los nuevos problemas sanitarios.

Servicios de urgencias especializados:
Además de los servicios de urgencias pediátricas y cardiológicas que ya existen, podríamos asistir a la aparición de servicios de urgencias dedicados a patologías específicas, que ofrezcan una atención ultra especializada.

Sistemas de información optimizados:
Las historias clínicas electrónicas interconectadas y seguras facilitarán el intercambio de información, optimizando el itinerario asistencial del paciente y garantizando una mejor continuidad de los cuidados.

Aunque el futuro es muy prometedor, también traerá consigo su cuota de desafíos. Los servicios de urgencias del mañana tendrán que estar a la altura del desafío, combinando la excelencia médica con la humanidad, para satisfacer mejor las necesidades de los pacientes en un mundo en constante cambio.